肩こり、首痛、ねこ背が2週間で解消！

「巻き肩」を治す

年　月　日

用法

朝・昼・夜　いずれも可

一日一回一分から

回数を守って実践ください

整体家「骨と筋」代表

宮腰圭

様

サンマーク出版

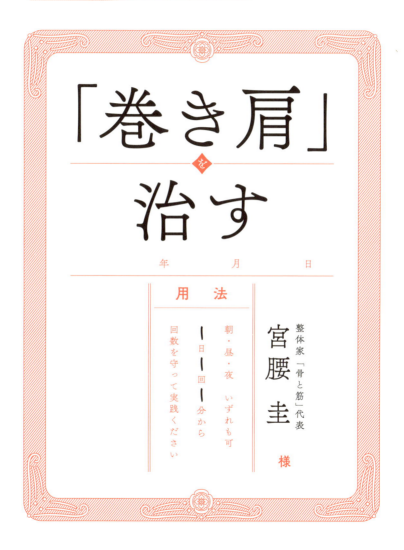

まえがき

*「巻き肩」が解消すると、不調は一気に消えていく

からだにとっての「諸悪の根源」というものがあるとしたら、私は真っ先に、
「それは、巻き肩です」
と答えるでしょう。
肩がからだの前に出て、内側に巻いている状態。
本来、耳の真下にあるべき肩のでっぱり（上腕骨頭）が、前に出てしまっている状態。
そんな、「巻き肩」。

「ただちょっと姿勢が悪く見えるだけでしょう?」

と甘く見ると怖いのが、この巻き肩。

というのも、この「巻き肩」こそが、肩こりや首痛、そしてねこ背をはじめとした、あらゆる不調の「元凶」だからです。


巻き肩の自覚がある方も、「私はどうだろうか」という方も、いずれにしても、本書を手に取られたあなたは、ラッキーです。

なぜならこの本は、おそらく史上もっとも「簡単に」巻き肩を解消する方法が書いてあるからです。

最初に種明かしをしますと、この本は、「手のひらの向き」をほんの少し変えることで、「巻き肩」を解消するという、シンプルなのにすごいメソッドをお伝えする本です。

肩こりや首痛をはじめとするさまざまな不調、そしてねこ背や不良姿勢の元凶である「巻き肩」を、この本1冊で、きれいに解消しようではありませんか。

＊腕を振るだけでＯＫ。歩けば効果倍増の巻き肩解消「腕振り体操」

私は東京の四谷に整体施設を開き、これまでおよそ4万人以上の方々のからだの不調に向き合ってきました。

開業当初から、肩こりや腰痛をはじめとするさまざまな不調に対して、クライアントさんご本人が日常で何をすれば治るのか、私は自分の施術で解消しようとすること以上に、その研究に多くの時間と労力を注ぎ込んできました。

しかし、

「1日30分行ってください」

「たった15分でできる方法ですよ」

と、あらゆるメソッドを考案しお伝えしても、クライアントさんに日常生活でなかなか実行してもらえない、という現実に直面しました。

あるとき、クライアントの方に冗談交じりで「たった30分も時間を取れないというなら、いったいどこまで短くしたら、本当にやれるのですか?」と聞いたことがあります。

すると、返ってきた答えは「何かをしながらであれば、できるかも」というものでした。

なるほど、クライアントさんたちの「これならできる」というメソッドは、かかる時間は短ければ短いほどよく、いや、そのメソッドそのものに時間を割くことすらさけたい。できれば何かをしながら。

ときには「セルフメソッドの発明王」といわれることもある、この業界ではちょっと異質な私でも(クライアントさんが自分自身で治せるようになったなら、私の仕事は減ってしまいますから)、ここまでクライアントの希望は厳しいものなのか、と痛感したものです。


そんな私が、ありとあらゆるメソッドをクライアントさんたちと試しながら考案し、肩こりや首の痛みといった不調、そしてねこ背といった姿勢の悪さにお悩みの方に自信をもってお伝えするのが、本書でご紹介する**「巻き肩解消メソッド」**です。

２００６年の夏に考案してからというもの、これまで約２０００人の方々が「肩こりが本当になくなりました！」「表情が明るくなったとよくいわれます！」といった感想を寄せてくださいました。

手のひらの向きを変えて腕を振る――。１日１分、その場で腕を振るだけでＯＫ。その振り方で歩けばなお効果倍増。

このあと本書でご紹介していく、この、おそらく史上もっとも簡単な、巻き肩解消メソッドを、ぜひとも日常生活のあらゆる場面に取り入れていただけたら幸いです。

＊一番のすご腕治療家はあなた自身

あなたの肩こりや首の痛み、さらにねこ背も、わざわざ治療院まで行かなくても、この本でご紹介する巻き肩解消メソッドを実践してくだされば必ず解決するでしょう。

整体家として生計を立てている私がこんなことをいってていいのかわかりませんが、結局のところ、あなた自身が自分のからだを治すという気持ちで、自分のからだに向き合うことが、最高の方法なのです。

というのも、ちょっと不思議な話ですが、**からだは人のいうことをあまり聞きたがらないんです。**

ましてや、赤の他人（施術者）のいうことなんか、もっと聞きたがりません。治療家がいくら施術でからだをよい方向に導いても、なぜだか元の自分に戻りたがります。たとえそれが悪い方向だと知っていても、戻りたがります。

からだは〝そのままでいたい〟のかもしれません。そこがどんなによくない場所でも、どんなに不安定な場所でも、動物たちが古い巣穴で安心するように。

だから、治療家がどんなに手を施そうとも、肩こりも腰痛も、よくならないことが多いのです。

じつは何かを変えるって、怖いことでもあるんですよね。

でも、からだは主人（あなた）のことは大好きです。主（あるじ）のいうことはよく聞きます。人に変えられることには抵抗があっても、主であるあなた自身が変わっていく分には納得ができます。

治療家が施術するよりも、あなた自身がセルフケアをすることのほうが、よっぽどよくなる。私がそう断言するのはこのためです。

治療のプロに何か特殊なことをされないと治らない！　素人の自分が体操なんかするよりも、その道のプロに適切な技で何かをされたほうがよく治るはず！

そう思っている方が多いのもわかります。私自身も整体家になる以前には同じように考えていました。腰痛でも肩こりでも専門の治療を受けなければ治らないし、上手い人に治療してもらうのが一番よく治る方法だ、と。

しかし人間の習性は、案外そうでもないらしい。これが、4万人以上のからだを見てきた私の結論です。

皮膚の移植でも、自分自身のものであればからだはそれを受け入れようとしますが、自分以外の異物や他人の組織を入れようとすると、すぐに剝《は》がれてしまったり腐りだしてしまいます。

自分や自分に近いものでなければ、免疫がそれを拒絶し受け入れてくれないからです。これに近い感覚だといえば、少し理解していただけるでしょうか？

からだが受け入れやすいのは、まず一番信用のできる、疑いのない自分自身。

これが、生涯にわたって絶対に裏切ることのない、本当の自分の味方は自分自身であるという、細胞レベルでの認識でもあるからです。

この本は、肩こりや首痛、ねこ背といったお悩みの元凶である「巻き肩」を「手のひらの向き」から解消する本です。

慢性的な肩こりや首痛、ねこ背はもちろん、それに起因する頭痛やその他不快な症状は、「巻き肩」を解消すると見事に解決するでしょう。

この本でご紹介するのはどれも簡単なものばかりです。あなたのからだに、「さぁ、いまから肩こりとはおさらばだよ！」「一緒にやろう！」そう声をかけることからはじめてください。

あなたのからだは、生まれ変わったように、「スイッチオン！」になり、つらい症状と「決別」して、すがすがしい毎日がはじまることでしょう。

骨と筋代表　宮腰　圭

肩こり、首痛、ねこ背が2週間で解消！「巻き肩」を治す◉目次

第1章 不調の連鎖を生む、こわい「巻き肩」

第2章 巻き肩を解消する「腕振り体操」

第3章 ゆがみを取り除いて骨格を整える

第4章 骨格がその人の「あり方」を決めている

第5章 この生活習慣で不調と決別する

装　　丁……萩原弦一郎（256）
本文イラスト……平澤 南
本文DTP……山中 央
編集協力……河辺孝一（くすのき舎）
……乙部美帆
編　　集……橋口英恵（サンマーク出版）

第1章

不調の連鎖を生む、こわい「巻き肩」

＊こっているところをもんでも、肩こりは解消しない

肩こりで悩んでいる方に、「肩のどの辺がツライですか？」と伺うと、答えはふたつに分かれます。

半数の方々が「ここ！」というのは、僧帽筋《そうぼうきん》という筋肉の上側。もう半数の方々は、そこよりも少し背中側にある菱形筋《りょうけいきん》と、肩甲挙筋《けんこうきょきん》のちょうど境目あたりです。

自分の肩こりの場所は、僧帽筋の上側と思っている人は多いのですが、よくよく話を聞き、からだを見てみると、本当にこりを感じているのはそこではなく、その裏にある菱形筋と肩甲挙筋あたりであることも多いのです。

では、それらの筋肉を、上から直接グイグイ押したり、強くもんだり叩いたりすることで、その肩こりは解決するのでしょうか？

残念ながら、答えは「いいえ」です。

自分がこっていると感じるところに直接触れ、強くもんだり押したりする古典的な

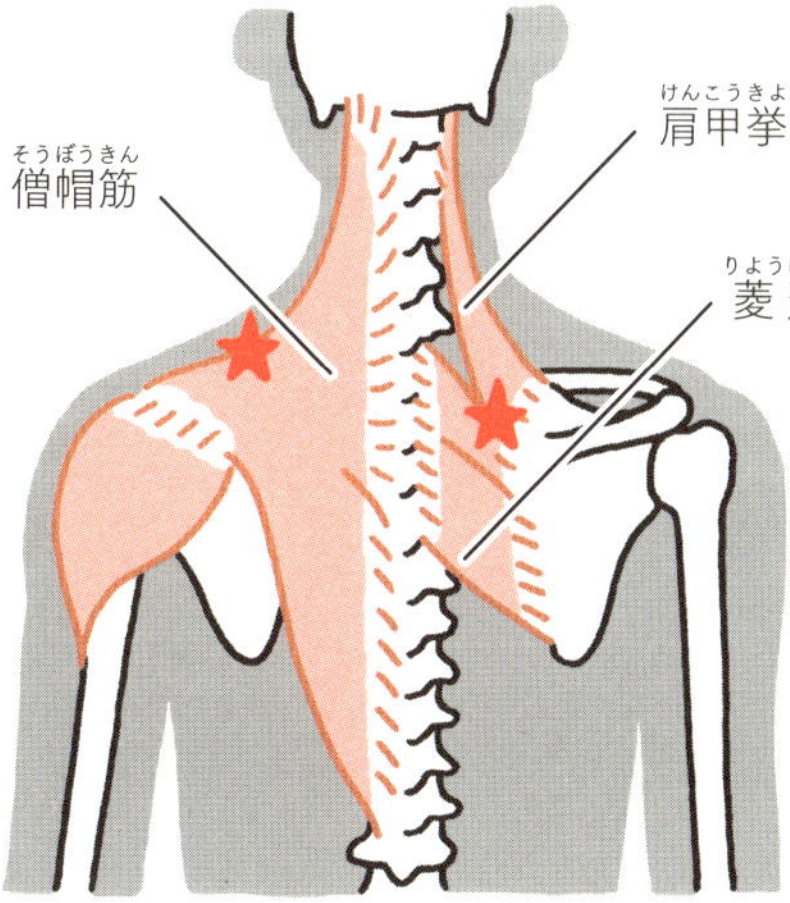

やり方は、一時的な緩和にはなりますが、根本的な解決にはなりません。

では、どうすれば肩こりは治るの？

これについての正しい答えは、それらの**筋肉がどこから来て、どこへいっているか、どこから出て、どこへつながっているか、**を知ることがカギになります。

菱形筋は背骨の両サイドからはじまり、肩甲骨の内側全体にくっついています。肩甲挙筋は首の骨の両サイドからはじまり、肩甲骨の上側にくっついています。一番大きな僧帽筋でさえも、首〜背骨の両サイドから始まり、大きく背中半分を覆うような形で、肩甲骨の上半分にかぶさっています。

つまり、肩こりとはただ筋肉そのものに原因があるわけではなく、**「背骨と肩甲骨」**にあることがわかります。

背骨と肩甲骨を正しい位置に戻す。そうすれば、菱形筋と肩甲挙筋と僧帽筋という、3つの筋肉が不必要に伸ばされたり、引っ張られることはありません。すると、必然的に肩はこらなくなるのです。

＊「イタきもちいい！」にだまされるな！

こんなこと、ありませんか？

- なぜかマッサージに通えば通うほど肩がこる
- デスクワークでは10分もしないうちに背中の真ん中が張ってくる
- 片方の肩や首ばかりがこる
- 寝るときにも肩がこっている

- いつも同じ側だけ下着やエプロンの肩ひもが落ちる
- シャツやスーツなど、どちらかの袖が短くなる
- いつも同じ側だけでカバンや買い物袋を持っている

ひとつでも思い当たる項目のある人は、おそらく肩こり以外にも、慢性的な頭痛や腰痛などにも悩まされているのではないでしょうか？

マッサージにいかれる人のなかには、最初は月に1回でも十分だったのが、2週間に1回、週に1回、と効果の持続もだんだんと短くなってきて、最近ではもんでもらった翌日にはもう、昨日と同じ状態に戻っている……という人もいるかもしれません。

残念ながら、マッサージにいって「こり」をもみほぐしてもらっても、肩こりは治りません。

それどころか、強いマッサージでますます肩はこってしまうのです。

「ほぐし」とは気の利いた表現ですが、結局は筋肉を強く押すということです。

ただでさえこって硬くなった筋肉を、親指でグイグイ押してマッサージをすると、筋繊維はいったん壊れます。そしてそれが再生するときに、より強靭《きょうじん》な繊維に変性していき、筋肉はかえって「硬く」なるのです。

強く押せば押すほど筋肉が「ほぐれ」て柔らかくなると思いがちですが、残念ながら人間の筋組織の構造は、そのようにはなっていないのです。

「イタきもちいい！」という感覚を求めて、筋肉を強く押したりもんだりするマッサージ行為を長年くり返している人の肩や背中は、まるで鉄板のように硬く変性しています。

＊肩こりは都市伝説である⁉

私の整体施設を訪れる方でも肩こりを治したいとおっしゃる方は多いですし、あなたの周囲にも「肩こりでつらい」という方々も多いのではないかと思います。

でも、世界でも圧倒的に肩こり人口が多いのは、日本だけだということをご存じでしょうか？

それではなぜ、日本人だけに肩こりは多いのか？

それは「肩こり」という言葉があるからです。

肩こりという言葉が存在しない国には、肩こりの人はいません。もしもあなたが肩こりという言葉を知らなかったとしたら、あなたの肩はこっていなかった!?

たとえば今までまったく肩こりの自覚がなかったのに、温泉や美容院などでマッサージをされたときに「こってますね！」といわれ、「そうか、自分は肩こりなのか」と思い込むことで肩こりがはじまる人もいます。

不思議なことに、肩や背中がパンパンに張っていても、まったく肩こりの自覚がない人もいれば、逆に肩も背中もユルユルで、筋肉には何の問題もなさそうなのに、口を開けば肩が重い・だるい・こる・張ると訴える人もいます。

「筋肉が硬い＝肩こり」

「筋肉が柔らかい＝肩こりではない」

と、考えがちですが、一概にそうともいえないのです。**問題は、筋肉の硬さではなく、筋肉の中身です。**

どんなに表面上は硬くても、中で流れるものさえ流れていれば、こりや重だるさはどこにも感じませんし、中の流れが滞っていれば、触れた感じの表面上は柔らかくても、本人はまるで筋肉が固まっているような張りやイタ苦しさを感じます。

筋肉は骨から骨へとつながっているため、たとえば骨格がズレることによって筋肉が常に伸ばされていると、その筋肉の中にあるものも同じように伸ばされます。

筋肉の中にあるもので、肩こりに関係するものといえば、血管・リンパ管・神経の3つですが、この中でもとくにカギとなるのは血管です。

何らかの理由により伸ばされた筋肉の中では、血管も同じように伸ばされていますから、それによって血流が悪くなっている場所では、たとえ表面上は筋肉が柔らかくても、あたかもこってしまったような重だるさや詰まりを感じます。

筋肉の中にある血管を輪ゴムに例えるとわかりやすいかもしれません。たとえば輪ゴムの両端を持って左右に引っ張ると、ほんの少し引っ張るだけでもゴムは細くなりますよね？

この輪ゴムと同様に、筋肉の中では血管にも同じことが起きます。しかし輪ゴムと違って血管の中は空洞ですから、引っ張られて細くなると内径の空洞も伴って狭くなり、必然的に血液が通りにくくなります。そして血管内の血流が悪くなると、あらゆる老廃物が排泄《はいせつ》されにくくなり、さらに筋肉内の酸素も少なくなります。

つまり、重い・だるい・こる・張る・詰まる・痛いという感覚は、筋肉自体の硬さによって感じているものではなく、血流が滞った場所に溜《た》まる老廃物（乳酸やピルビン酸など）が排泄されなくなることで感じる症状なのです。

老廃物そのものによる症状、老廃物から排泄される物質により、神経が刺激されて感じる症状、血流が悪くなることで筋肉内の酸素が不足し、筋の酸欠状態から発生する症状など、痛みやだるさの原因は同じ肩こりでもいろいろあるのです。

＊こりや痛みが発生しない「建物」に変えなさい

多くの方が、こりとは筋肉が収縮してこり固まったもの、とイメージしていると思います。もちろんこれも間違いではありませんが、統計的にはこのパターンによって発生しているこりはあまり多くありません。

じつはこれよりも多いのは、筋肉が収縮ではなく伸展、伸ばされたり引っ張られた状態になることで発生するこりです。

筋肉が引き伸ばされることで血流が悪くなり、その伸ばされている筋肉の中で、もっとも血流の悪くなっている部分が固まってこりになったり、じっさいには固まっていなくても、自覚として同じ場所にこりを感じるというものです。

これは肩こりだけに限らず、全身のどこのこりにもいえることですが、たとえば先にもあったように、引っ張られて伸びている筋肉を上から直接グイグイ押したり、ギユウギュウもみほぐしても、そこの血流が一時的によくなるだけなので、時間が経てばまた同じように筋肉は張り出してきます。

つまりそこの筋肉がまた伸ばされるような形（骨格）になっていれば、いくら上からもみほぐしても、また同じ場所に同じ引っ張りやこりが発生してしまうということです。

ですから、**こりを根本的に改善させるには、そこの筋肉が伸ばされたり引っ張られないような「建物」、つまり、骨格をつくらねばなりません。**そして、筋肉が伸ばされたり引っ張られるような姿勢を、できるかぎり長く続けないことに尽きるのです。

＊肩こりのほとんどの人に共通する「あること」とは？

こりを根本からなくす「建物」をつくること。これが、この本をとおして私がお伝えしたいことです。

その重要な屋台骨、それが、「背骨」と「肩甲骨」、そして「骨盤」です。これらが正しい位置にあること。これが、肩こりやねこ背を遠ざけ、健やかな生活を送るのには欠かせません。

そのうちのふたつの「背骨」と「肩甲骨」の位置を変えてしまうもの、それは何でしょうか。

この本ではまずその「黒幕」についてお伝えし、日常で簡単にできるメソッドをお伝えしていきたいと思います。

私は整体家になってから、これまでの18年間で4万人以上の骨格を見てきました。たくさんの方々を拝見するなかで、とてもおもしろいことに気がつきました。

それは、**自然に直立の姿勢をしたとき、「手のひらが後ろに向いている人」のほとんどは、肩がこっている。**

ということです。

肩がこっている人の手のひらの向き

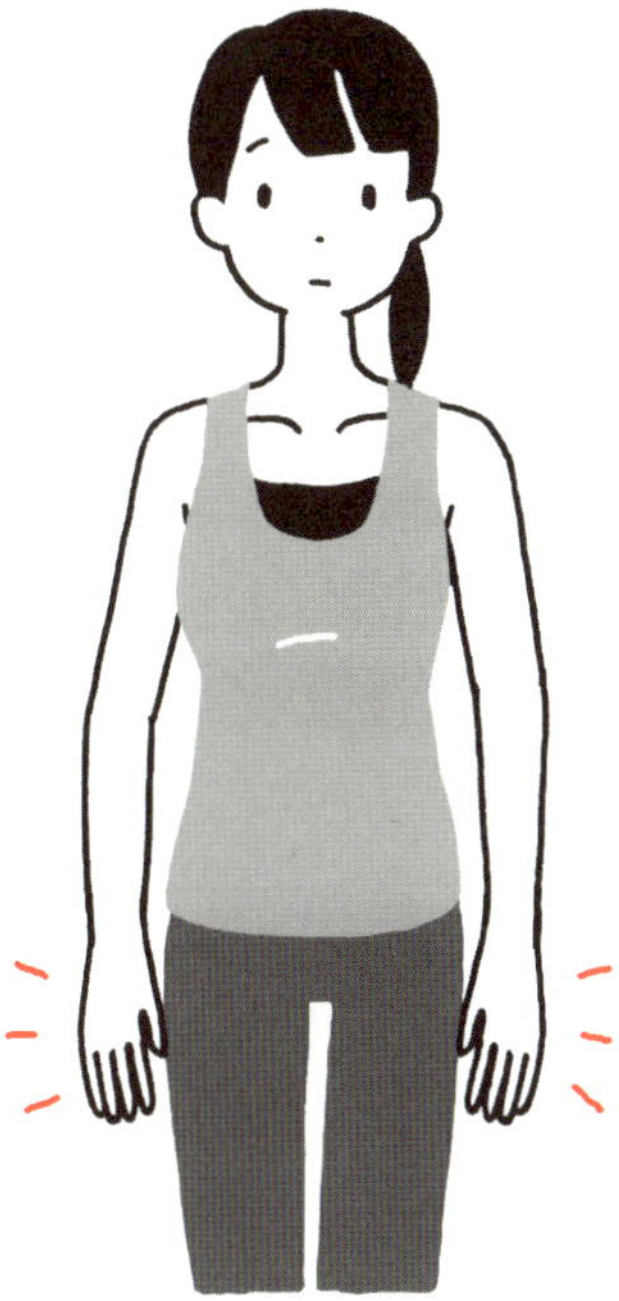

手のひらが
「後ろ」に向いている

手のひらが後ろに向くって、どういうこと？　と思いましたか？

これは現代の日常生活と大いに関係があります。「手のひらが後ろに向く、つまり手の甲が正面を向いてしまう」という状況は、普段のデスクワークでパソコンを操作しているときの姿勢そのものなのです。

パソコンに向かうと、手のひらを下に、キーボードを打ちますよね。あたりまえですが、手の甲は上、手のひらは下を向いています。普通に立っているときと比べると、このとき手首は内巻きに回転しています。

手首だけではありません。同様に、肘も、立っているときよりも少し内側に回転していませんか？

手首と肘が内側に向いているこの状態では、肩も内側に向いてきます。

そう、普段のデスクワークによって、手の甲が正面、手首も肘も内側に回施し、それにともなって肩も日常的に「巻き肩」となってしまっているのです。

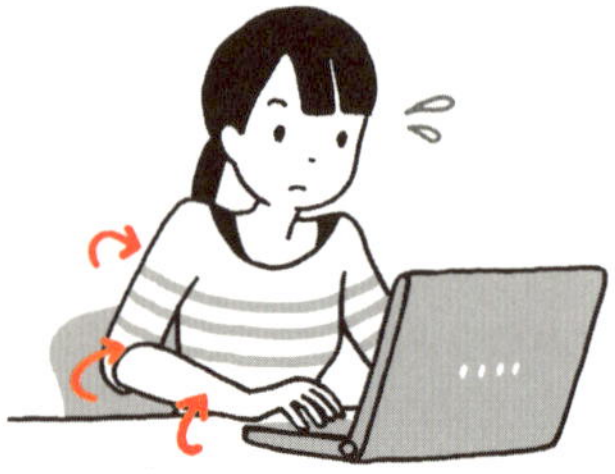

＊人はこうして「巻き肩」になる

では、歩いているときはどうでしょう。歩行のときを思い出してみてください。

左足を前に出すと、右手が前に出ます。すると下半身が右回りに向かうのに対して、バランスをとるために、上半身は左回りに回転します。これでまっすぐ歩けますよね。

次に前に出すほうの手を、図で見てみましょう。

右手を前に出したとき、上半身は、左回りに動きます。肩から肘にかけても同じように、左回りに回転する、つまり、からだの中心に向かう内巻きの力が伝わります。

すると肘から手首にかけては、それよりもさらに内巻きの力が加わります。なぜなら腕の下のほうにいけばいくほど、つまり腕の付け根から遠くにある場所ほど、回転や「てこの作用」により、向心力が強まるからです。

手を前に出したときに、手首が内巻きになる傾向の強い人、つまり、手のひらが後ろに向いてしまう人ほど、普通に立っているときでも、手のひらが後ろを向いています。

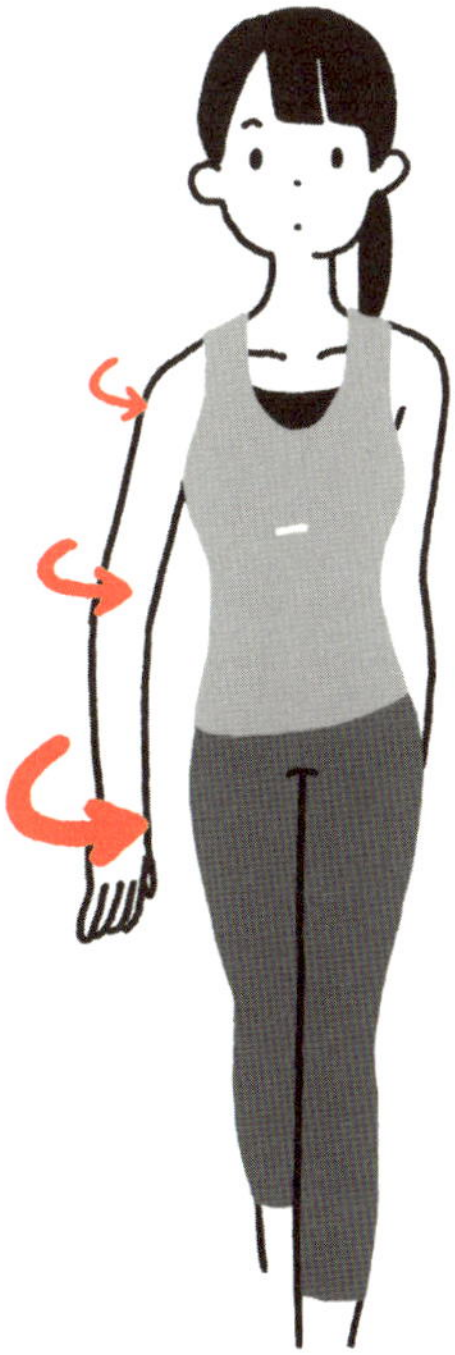

この状態で普段から歩いていると、パソコン操作のときと同じように、手首から肘、肘から肩へと、内側へ回転する作用が働き、立派な「巻き肩」を生ん

でしまうのです。

この歩き方を一日中、さらに何年も習慣として繰り返していると、いつしか肩は内巻きになり、ともなって骨格も固定されてしまいます。

＊肩こり、首痛、ねこ背を引き起こす「肩甲骨」の位置

姿勢がよくなれば、肩や背中がこらなくなるというのは、誰もがあたりまえのように知っています。背骨と肩甲骨が正しい場所にあれば、肩こりは起きません。

それなのに、背骨には問題がなくても、肩がこっている人がたくさんいるのは、手の甲が正面に向いていると、手首からも逆行的に、肩が内巻きに強制されてしまうからです。

物理的に巻き肩になればなるほど、肩甲骨の位置はそれにともなって外側へと移動しますから、背中側が張ってくるのは当然のことなのです。

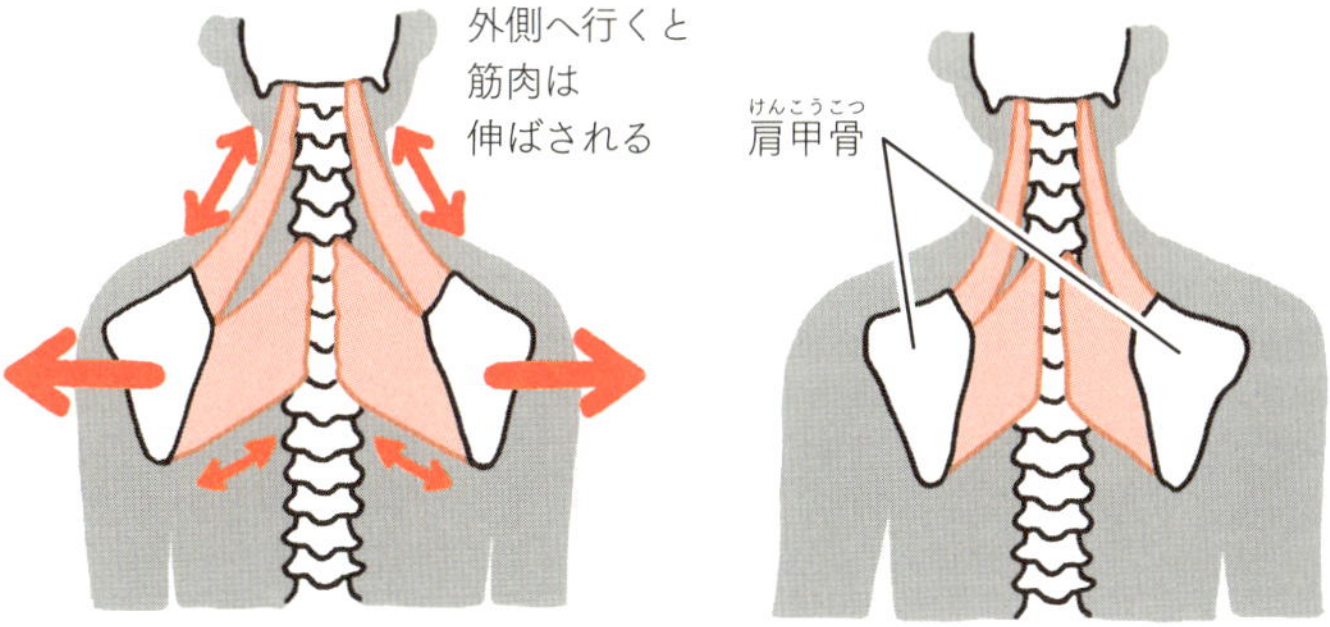
肩甲骨が
外側へ行くと
筋肉は
伸ばされる
肩甲骨《けんこうこつ》

肩甲骨が中心から離れれば離れるほど、背中側の筋肉は引き伸ばされます。伸ばされた筋肉内の血流は必然的に悪くなり、老廃物が蓄積することで肩にまるで石でも乗せたような重だるさや、背中のどこかに張りやイタ苦しさを感じるようになります。

背骨に異常がなくても、肩こりが起きるのは**肩甲骨が外側に移動してしまっているからなのです。**

また同じように、背骨には何の問題もないのに、ねこ背に見えてしまう人もたくさんいます。一般的には背中の丸い人を「ねこ背だ！」「姿勢が悪い！」ととらえがちですが、肩が内に巻いているだけでも、図のように肩甲骨の平面部分（三角形部分）が横に向いてしまいねこ背に見えます。

ではなぜこのように肩甲骨が横向きになると、ねこ背に見えてしまうのでしょうか。

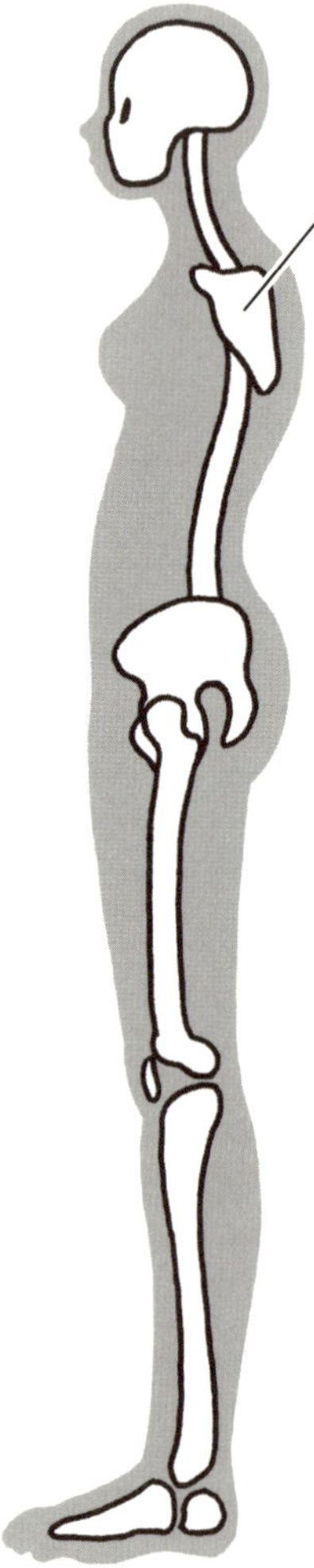
肩甲骨が横向きになってねこ背に見えている状態

それは、肋骨《ろっこつ》の形にあります。 肋骨は背骨からスタートして、ぐるっと半周し胸骨《きょうこつ》（胸の真ん中にある骨）という骨につながります。ちょうど半円形の樽《たる》のような形になっています。

肩甲骨は肋骨の上を、トロッコのように移動するので、肩が内に向けば向くほど肋骨の上を前進し、横から見ると、あたかも背中が丸まっているように見えてしまいます。

せっかく背骨には問題がないのに、肩が巻き肩になっているだけでねこ背に見られたり、毎日肩こりで苦しんでいるのは、なんだか損な話だと思いませんか？　それくらい、巻き肩は、「もったいない」ことなんです。

このように、諸悪の根源である巻き肩を招いていた「黒幕」は、じつは、「手のひらの向き」にあったのです。手の甲が正面に向いていることが、あなたの肩こりやねこ背、姿勢の悪さを招いていたのです。

＊ついつい横向きで寝てしまう人は「巻き肩」!?

できればさけたい巻き肩、あなたにも思い当たることはありませんか？

横向きで寝るのが好きな人は、巻き肩になりやすい人です。

横向きで寝ると、枕の高さに対して自分の肩幅のほうが高くなってしまいますから、下になっている肩を内巻きに折り曲げることで、枕との高さを合わせることになります。

ですから、低反発で高さの低い枕は、横向きで寝るのが好きな人には向きません。かえって巻き肩を悪化させたり、首を痛める原因になることもあります。普段から横向きでしか寝られないという人は、少し高さのある枕を使用するといいでしょう。

また下にしている肩は、自分の体重によってさらに圧迫されますから、横向き寝による肩への負担は、思いのほか大きいものになります。

さらに横向きで寝るときは、背中も丸まっていますので、ねこ背を気にする人は、あお向けを心がけるほうがいいでしょう。

横向きで寝るのが好きな人は、巻き肩になりやすい。同時に、巻き肩だから横向きで寝たくなるのだともいえそうです。


他にも腕を前に振るほうがラクな人、肩を回すとコキコキ音がする人も、ほとんどが巻き肩になっています。

普段からねこ背だったり巻き肩になっていたりすると、腕の付け根の位置は前側に移動してしまっています。そうすると腕は後ろよりも前が振りやすく、回すとコキコキと音が鳴りやすくなるのです。

＊内臓の冷えや、抱えているつらいことがあると「巻き肩」になる

薄着をする、過度のダイエットをしている、低体温である、運動不足、胃腸が弱い、便秘または下痢が多い、冷たいものや甘いものをよく摂る、自律神経が乱れている、など、内臓が冷えている疑いのある人や、そもそも内臓に隠れた病気がある人も、巻き肩になりやすい人といえるでしょう。

お腹が痛いときの姿勢を思い出してもらうとわかりやすいですが、内臓が冷えていると人は自然と前かがみの姿勢になりがちです。ねこ背になることに連鎖して、肩も内側に巻き込まれやすくなります。

他には、小中学生のときから背が高かった女性は、自分の背が高いのを隠すために、あえてからだを縮ませるようにして、背を低く見せようとすることがあります。

また小中学生のときから胸が大きかった女性も、男子にからかわれるのがイヤだったことから、同じように胸部を凹ませるようにして、胸の大きさが目立たないような

姿勢にしていることがあります。

まだまだ背が伸びている成長期の段階で、このような姿勢を常に取り続けていると、ねこ背や巻き肩のまま成長してしまうので、大人になるころにはそれが固定化されてしまう可能性があります。また大人になってからでも、自分の肩幅の広さを隠すために、同じようにからだを縮ませるようにして、骨格を小さく見せようとする人もいます。

肩が内に巻いていると、首の前側にある**「胸郭《きょうかく》出口《でぐち》」**という部分が圧迫され、指先がシビレたり、腕全体がだるくなったり、さらには耳鳴りや難聴、めまいなどが起きることもあります。

というのも、胸郭出口はトンネルのようになっていて、この中を神経や血管が束になって通っているのです。そのため、胸郭出口が圧迫されるとその部分から上下の血流が悪くなることで、このような症状が出る可能性もあるのです。

＊手のひらの向きで「巻き肩」か一目瞭然

巻き肩になると、からだは肩こりやねこ背、さまざまな症状を引き起こす、ということをお伝えしました。

さぁ、あなたの肩はどうでしょうか。改めて、確かめてみましょう。

①両腕をだらんとさせた状態で、鏡の前に立ちます。

通常はからだの真横に腕があり、手のひらは横向き（太もも側を向き、親指が正面を向く状態）になります。内巻きの肩になっている人は、腕がから

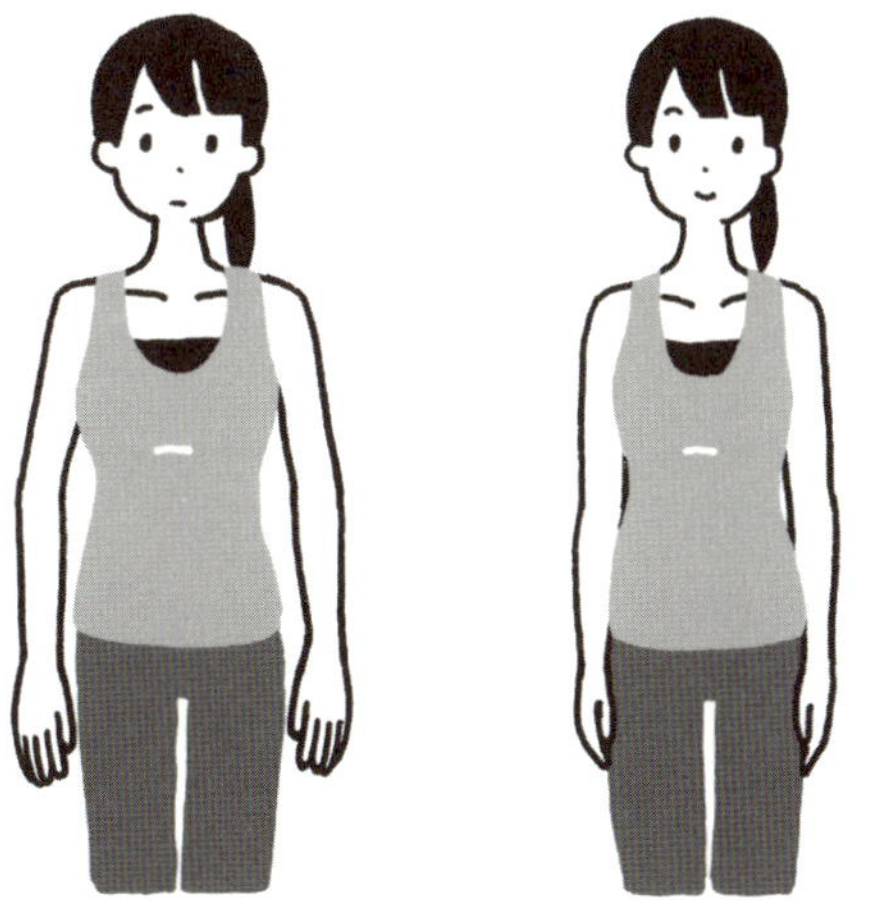

手のひらが
後ろを向いている
手のひらは
太ももを向いている

だの真横ではなく少し前側にあり、手の甲が正面、手のひらが後ろを向いています。
立ったまま、「両腕だらん」の姿勢で簡単にわかりますが、壁や床を使っても調べることができます。

②壁にカカトとお尻と背中と頭をつけてみましょう。

壁に対して両肩が少しだけ浮いている程度（手のひらが入るくらい）であれば正常ですが、明らかに浮いている（こぶし1個分くらい）のであれば、肩は内巻きになっています。

壁にカカトとお尻と背中と頭をつける方法は、寝た状態でも同じように調べられます。①の立っているときの姿勢と同じ手の位置で、あお向けに寝てみましょう。

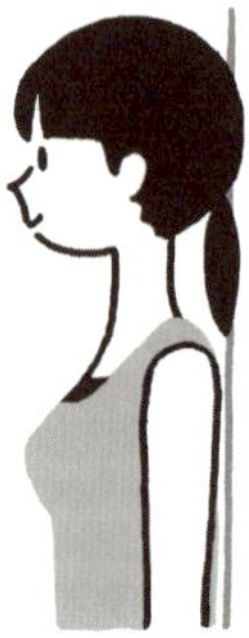

正常

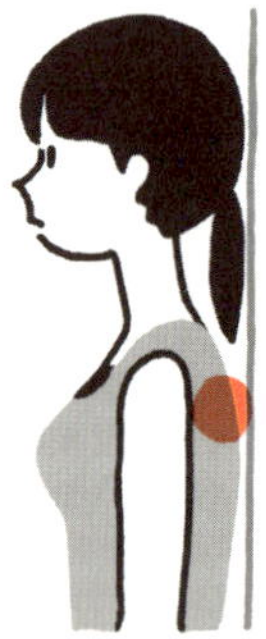

こぶし１個分
浮いているのは
内巻き肩

床に対して両肩が少しだけ浮いている程度（手のひらが入るくらい）であれば正常ですが、明らかに浮いている（こぶし1個分くらい）のであれば、肩は内巻きになっています。

＊私が「矯正グッズ」をおすすめしない理由

さぁ、あなたの手のひらは、後ろを向いていましたか？　きちんと横向きになっていましたか？

まずはそれを知ることから、あなたの快適な生活ははじまります。

正しい姿勢でいれば、肩こりは起きません。これは事実ですが、この正しい姿勢というのは、「強制」では得られません。

背筋を伸ばすにしろ、胸を張るにしろ、首を起こすにしろ、これらは誰もが一度は意識してやってみたことのある、一般的に「正しい」といわれる姿勢ですが、結局のところ、それらを自分に「強制」することはできないのです。

実際、その姿勢のままで何分いられましたか？　ほんの30秒程度しか続かなかったのではないでしょうか？　上から吊るされているイメージで立つ！　なんていわれても、正直よくわかりませんよね？

ましてやその状態で1日何時間も、さらに何年も続けていくのは、やっぱり無理なんです。そんなに意識も続きませんし、姿勢のことだけを考えて1日過ごすわけにもいきません。意識して「頑張り続ける」正しい姿勢を一日中毎日実行することなんて、できないんだと割り切ればいいんです。

なにより、無理によい姿勢をキープしている状態ですから、こんどはそのために使っている筋肉が、不自然な緊張から疲れきってしまうのです。

ですから、**姿勢改善や、肩や背中の疲労の改善は、静止している状態ではなく、動いている状態で治す、**というのが私の原則です。そのほうが効果が出やすいのです。

では動いている状態で肩こりや姿勢を治すには、何をしたらいいですか？

これまでも多くのクライアントにそう聞かれ、その都度、その人に合ったものをご提供してきました。

もちろんいろいろあると思います。これまでにも効果の高い運動メソッドはたくさん提案されています。効果があると実感しているものは、これからもお続けになるといいと思います。

今回、この本でお伝えするのは、誰もが簡単にできて、ラクに続けていけるもの。自信を持っておすすめするものです。

それは、ただただシンプル。

その場で1日1分、「腕を振る」こと。そしてついでに普段の「歩き方」を変えること。

この本でお伝えする方法ならば、意識して「頑張らなくても」「効果的に」「自分で」肩こりは治せるのです。

ちなみに、私は「矯正」ベルトなどの使用は、クライアントさんたちにおすすめすることはありません。

もちろん、姿勢矯正ベルトなどをすでに使用している方を否定するつもりはありませんが、私にとって、その効果は「メガネ」と似たようなものだと思うのです。かけているときはよく見えますが、外したら見えなくなります。ベルトを着けているときに心地よければそのまま続けてもいいかもしれませんが、現実的に24時間巻きつけて生活するということはむずかしいでしょう。着たい服も自由に選べませんよね。商品にもよると思いますが、じっさいには装着してから10分もすると肩や呼吸が苦しくなり、とても長時間着けていられるものでもありません。

自分のからだを動かしながら、自分の力で改善させる。やはりこれが一番なのです。

＊「私の肩こりは一生治らない」と宣言した女性が２週間で変化

私のクライアントさんで、20年以上も指圧マッサージに通っていたAさん（当時64歳）は、初めて来院するなり、第一声こういいました。

「私はね、肩こりは一生治らないと思っているから」

「入ってくるなりとんでもないことをいう人だな……」と内心思いながら、何度か適切な施術を試みましたが、確かにすぐに肩こりが解消するということはありませんでした。10日おきに、2、3回と来院するたびに、「施術のあとはしばらくよかったけど、またいつも通りになって」といわれてしまいます。

ラクな姿勢で直立してもらうと、案の定、手のひらが思いきり後ろに向いています。

このクライアントさんは、何度も何度も通院していただくよりも、ご自身で取り組める体操をお伝えすることで、自分自身で治してもらったほうが結果が早く出そうだと判断した私は、のちほどご紹介する「腕振り体操」をウォーキングに取り入れる「巻き肩解消ウォーク」をしていただくことにしました。

Aさんは、以前からウォーキングに興味があったとのことで、私の提案したメソッドも組み入れて行ってくれました。

そしていざはじめてみると、思いのほかウォーキングが楽しくて、気持ちいい。当初は週に2～3回くらいやってもらうつもりでしたが、気持ちがいいからと毎日行ったそうです。

結果は、たったの2週間で、肩こりの症状がまったく消えたのです。

20年も続いていた肩こりが!?　私自身も驚きましたが、一番驚いたのはAさん本人です。開口一番「一生治らないと思っています」と宣言し、歩きはじめて2週間後には、あの長年の、一度は治らないとあきらめかけた悩みであった肩こりが、いつの間にか消えてしまったのですから。それも、ラクちんな方法で。

こんな例は枚挙にいとまがありません。

手のひらの向きを変えて腕を振ると、不調の根源である「巻き肩」が解消する。それが私がお伝えするメソッドです。

その場で腕を振るだけでも効果は十分ですが、日常の「歩行」の際にこの腕の振り方で歩くと、効果は倍増。究極の「ながら体操」で、お得に、ラク～に、からだの不調が消えていくのです。

シンプルで簡単なこのメソッドが広がることで、私の整体施設にいらっしゃることがかなわない方にも、からだの不調から解放されたすがすがしい人生をお送りいただくきっかけをお届けできるのではないか。そう期待に胸をふくらませています。

＊頭痛と肩こりをセットで解決する「腕の振り方」

午後から夕方にかけて、いつも肩が重くなる。すると、決まって頭痛がはじまる……。そんな悩みを抱えていたBさん（当時38歳）も、腕振り体操を行い、さらに普段の「歩き方」を変えただけで、肩こりからも頭痛からも完全に解放されたひとりです。

Bさんの場合、とにかく勤務時間が長いことから（平日は22時でまだ早いほう、土曜出勤はあたりまえ）、来院できる日が滅多にありません。また帰宅してからのウォーキングなんて、ほぼ不可能に近い状態です。

私はBさんに、まず普段の「歩き方」を変えるよういいました。駅までの往復やコンビニの店内、会社の廊下やトイレまでのちょっとした距離にでも、移動のすべてを「巻き肩解消ウォーク」で歩いてもらいます。

そしてあとは、仕事中の「座り方」を変えてもらいました。これはこのあと第3章で紹介するものですが、Bさんは歩き方と座り方のふたつを変えることで、1か月後には頭痛もほぼ起きなくなり、2か月後には肩こりもほとんど気にならなくなったそうです。

このBさんは結局、**たった一度しか私の施術を受けていないのに、自分で治してしまった**のです。

先にも書きましたが、整体やマッサージなどに頻繁に通っても、慢性的な肩こりは治りません。

たとえば肩こりや背中の張りがもうガマンできなくなって、整体やマッサージなどで60分施術を受けたとします。**でも1日は残り23時間もあるんですよ。**

たった1日で考えても、その残り23時間の過ごし方次第で、痛みの再発や施術効果の持続は大きく左右されます。ましてや月に1回程度での通院ともなれば、残りの29日と23時間を、クライアントさん自身がどのように過ごすか、ということにかかっているのはいうまでもありません。

残念ながら、たった1回の施術で、29日と23時間の効果を持続させられるような整体テクニックは、この世に存在しません。

だから、施術の効果を持続させたければ、あなたが自分のからだの治療家にならなければいけないのです。

＊20年間肩こりに振り回されてきた人を〝卒業〟させた「この考え方」

たとえば、小学6年生のときから肩こりに悩んでいたというCさん（当時32歳）は、当施設に来院されるまでにも、両親にすすめられて通いだした鍼灸院《しんきゅういん》に始まり、接骨院、指圧マッサージ、カイロプラクティック、ときには手をかざすだけで治ると評判の霊能者や、30秒で施術が終わる超高額整体など、ありとあらゆる治療を受け続けてきた、いわゆる〝受け手側のベテラン〟でした。

当施設に初めて来院されたときにも、とにかく施術の内容やからだのしくみにとても詳しく、私の説明に「それも知っています」「〇〇ということですよね？」と、すべて答えを先回りされてしまうような状態でした。

そんなCさんに、初回の際、私はこういいました。

「Cさん、**あなたの肩こりは、あなたにしか治せないんですよ**」

Cさんは、「えっ？」と虚《きょ》をつかれたような顔をしました。


とくにCさんのように、これまで20年間もの長いあいだ肩こりに苦しめられ続け、いろいろな施設でいろいろな治療を受けてきた人ならなおさら、自分自身を利用したほうが早く治ります。

なぜなら、これまでまったく改善されなかった経験によって、ますます外部（自分以外）が信じられなくなっている人ほど、主人（自分）のいうことは受け入れやすくなるからです。

Cさんにも、私の考案したメソッドに取り組んでもらいました。

それがいったいどんな方法なのか。このあと次章から解説していきますが、ポイントを**ひと言でいえば、手のひらの向きを変える**ということ。

Cさんには、まず、1日1分でいいので、腕振り体操を毎日するようお伝えし、その他にもこんな約束を取り交わしました。

「どんなときにでも気がついたときには、なるべく『巻き肩解消ウォーク』で歩いてください」「気が向いたときだけでもいいから、腕を振りながらウォーキングしてくださいね」

ウォーキングに関しては休日だけでもいいけれど、可能なかぎり平日の夜にも歩いてもらいました。

手首の向きは1秒でも変えられますから簡単に取り入れられますが、ウォーキングはなかなか尻込みする方も多いですね。

でも実践された方はみなさん、口をそろえてこういいます。いざウォーキングをしてみると、明らかに症状が軽くなるので、むしろやめられなくなる、と。

最初はウォーキングに難色を示していたCさんも、いつしか「また早く歩きたい！」「次はいつ歩きに出られるだろう？」と、歩くことが「面倒」なものから「楽しみ」に変わっていったそうです。

そして初回から約1か月が過ぎたころには、「肩がこるって、どんな感じだったか思い出せない（笑）」とまでいわれてしまいました。

振り返れば小学6年生から、毎日のように肩こりを気にしていたCさんですら、手のひらの向きを変えて歩く「巻き肩解消ウォーク」を実践しただけで、これまで20年間も振り回されてきた「肩こり人生」と決別することができたのです。

からだは、他人のいうことよりも、主人（自分）のいうことをよく聞きます。その習性を上手く利用して、あなたのからだの気持ちに寄り添って、からだをよりよく変えようとするならば、姿勢も肩こりや背中の張りも、頻繁に整体などを利用する以上に早く改善されるでしょう。

ただ寝そべって施術を受けるだけ、という受け身の姿勢では、痛みだけでなくダイエットや美容痩身も含め、何事も変われません。

セルフケアに勝る優秀な治療家はいない。数多くのクライアントさんの事例を見るうちに、これは私にとって確信に変わりました。

＊「整体師には治せない」といい切る非常識な整体家

「セルフメソッドの発明王」という異名をもつ私はよく、「整体師としては異端ですね」といわれることがあります。**「整体師には治せない。治すことができるのはあなた自身だ」**というと、同じ整体師の方から「非常識だ！」とお叱りの言葉をもらうこともあります。

そもそも私は、学生時代にスポーツで怪我をして、そのときに受けた治療に感銘を受け自分もその道へ……などといった経緯でこの世界に入ってきたわけではありませんでした。

秋田県に生まれた私は、小学生のときから、兄の影響でアメリカの音楽やフィフティーズカルチャーにどっぷりはまり、高校3年間はディスコシーンにのめり込みました。そしてそのままの流れで、高校を卒業してからはNOVA21グループ（いわゆるマハラジャグループ）に就職するも、突然「やっぱり聴く側よりも聴かせる側になりたい！」と会社を辞め急遽《きゅうきょ》バンドを結成。

自分のルーツでもあった50年代の音楽（ロカビリーバンド）でボーカルとウッドベース（コントラバス）を担当、バンドの作詞作曲も手がけました。「日本の音楽業界にメスを入れる！」つもりではじめたものの、当時のイカ天ブームに嫌気がさし、「やっぱりオレたちはアメリカで有名になろう！」とバンド仲間とともに渡米を決意した私はまだ20歳。当時は本気でアメリカでデビューできると思っていました。「帰国するときは、来日アーティストとして帰国しよう！ それまでは、絶対に日本には帰らないぞ！」私はペリカン便のバイトで貯《た》めた40万円を、もうひとりのメンバーはステーキのくいしんぼで貯めた50万円を握りしめ、テネシー州メンフィスへ移住します。

ふたり合わせてたったの90万円しか持たず、まったくの無計画な渡米だったのに、アメリカでは幸運に幸運が重なり、移住から1か月もしないうちに現地でもメンバーが見つかり、その彼の交渉によりライブの話が多数舞い込み、そこから1年近くはライブのギャラとペリカン便の貯《たくわ》えで暮らすことができました。

しかしそのメンバーの脱退により、交渉役がいなくなってしまったことから仕事が激減、仕方なくカリフォルニア州（ＬＡ）に移住して日本人街（リトル・トーキョー）でコックや皿洗いをしながら次のチャンスを模索していました。でも結局、ＬＡでは音楽活動を再開するチャンスには恵まれず、泣く泣く帰国しました。

大嫌いだった日本の音楽シーンに復帰をし、それでもいま思えばありがたいことに、数年後にはテレビなどに出演させていただいたりしたのですが、結局それでメシを食うには至らず、運営していた自身の音楽事務所も借金を残して倒産しました。絶望感に打ちのめされていた当時の私は29歳になっていました。

この世界と出会ったのは、ちょうどそのころのことでした。

いわゆる運命の出会いとは単なる偶然のことで、タウンページで何かの探しものをしたときに、たまたま最初に開いたページがカイロプラクティックのページでした。

ん？　カイロプラクティックって何だ？

インターネットが普及したばかりの当時、ホームページを持っているカイロ院もほとんどなく、一晩で全国のカイロ院のホームページがすべてチェックできた時代です。

そのときに、私が修業に入った米国政府公認ドクター中島旻保《ふみやす》D.C.のウェブサイトから、「病気は薬を使わずに背骨で治す！」というフレーズが目に飛び込んできました。

私はシビレました。小学5年生のときに、初めてチャック・ベリーの「メイベリーン」を聴いたときと同じくらいの衝撃が体中を走りました。そしてその翌日にはもう、中島先生には弟子入り志願の手紙を書き、その数か月後には国民生活金融公庫から借金をし、日本カイロプラクティックカレッジへ入学、卒業後の流れはプロフィールにある通りです。

私個人の話が長くなりましたが、私が非常識な整体家たる背景は、もしかしたら少しお感じいただけたかもしれません。

のめり込んだら一本道、そんな私にとって、**整体とは、からだの不調を取り除く、ということがゴール。**

音楽をつくっていたときに、歌詞で人の心が救われるのを肌で感じたのと同じように、健やかで心が軽い毎日を送ることができるようにすること。

このゴールに向かって、クライアントさんとともに走ることがいまの私の情熱であり人生です。

すべての整体師がそういうつもりは毛頭ありませんが、治療院を経営するために、ひとりのクライアントさんを何度も来院させる目的で、「治すことに目を向けない」治療院もあると聞きます。クライアントさんの不調が消えるという、あるはずのゴールを隠して走り続けさせることなど、私にとってはありえない。

だから、私はクライアントさんが必ずその状態から「卒業」できるように、セルフメソッドの開発と研究にたくさんの時間とエネルギーを費やすのです。

第2章

巻き肩を解消する「腕振り体操」

＊巻き肩解消の「スイッチ」は手首にあった！

長らくお待たせしました。さっそく、巻き肩を解消し、肩こり、首痛、ねこ背を解消する巻き肩解消「腕振り体操」をお伝えしましょう。

とはいっても、あまりにも簡単な方法なので、どうかみなさんズッコケないでくださいね。

①立った状態で、ぶらりと下ろした手のひらを正面に「スイッチオン！」

②歩くときのように、腕を前後に振る。なるべく後ろへ後ろへと振る

◎1日1回、1分でOK！

◎立っているのがつらい方は、腕を後ろに振ることができれば、イスに座った状態でもOK

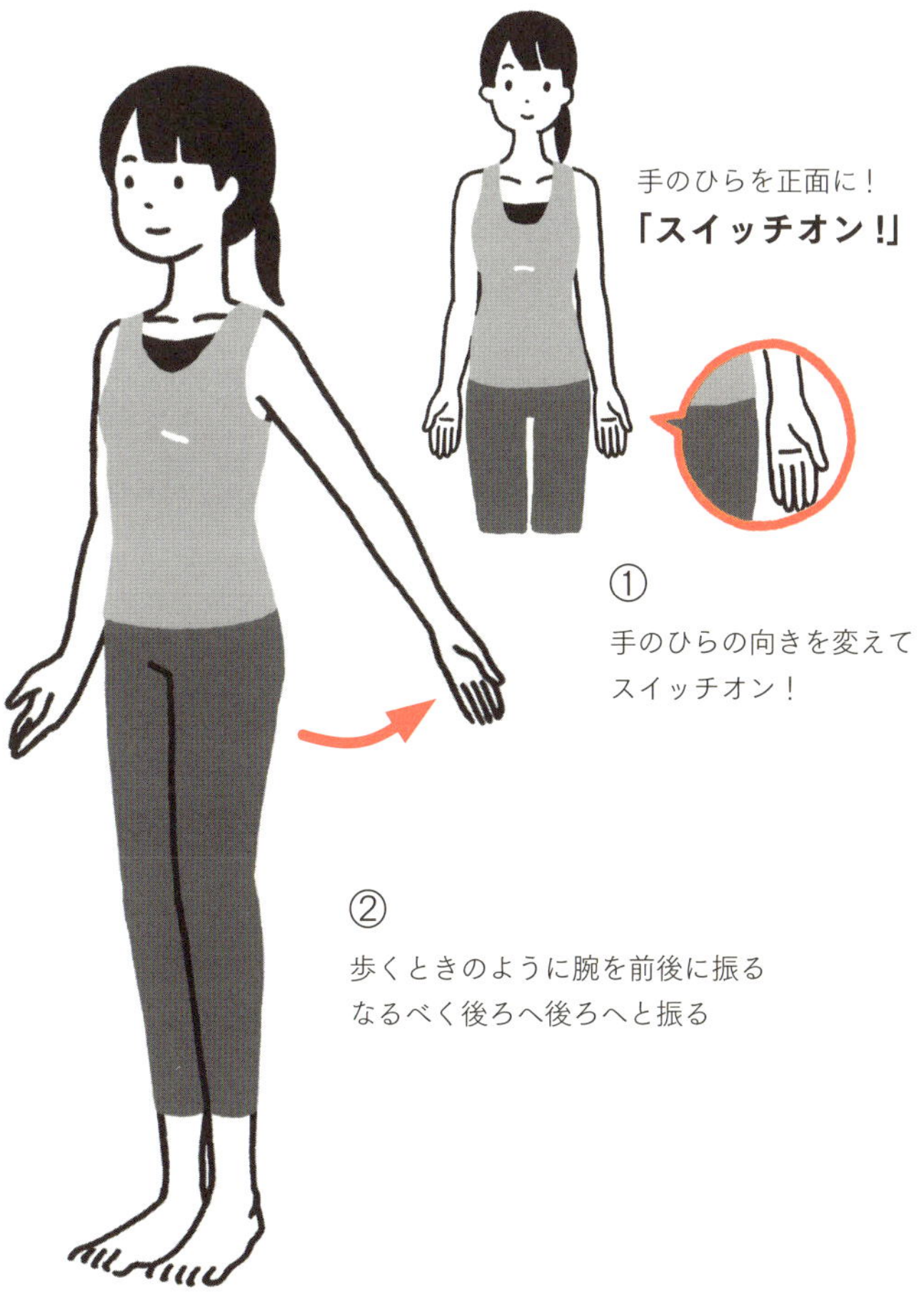
手のひらを正面に！
「スイッチオン！」
①
手のひらの向きを変えて
スイッチオン！
②
歩くときのように腕を前後に振る
なるべく後ろへ後ろへと振る

◉１日１回、１分からはじめましょう

巻き肩を治す体操は、これだけです。

手のひらを正面、つまり手の甲を後ろに向けます。

この状態で、前後に腕を振ります。

腕の振り方は、前よりも後ろへ後ろへと振るようにします。

これが、私の考案した「巻き肩解消メソッド」です。

1日1回、1分やるだけで、内に巻いていた肩が自然に矯正され、内側に凹んでいた胸部が前方に突出します。

ねこ背も、ねこ背によって引き起こされるストレートネックも改善され、首の筋肉が不要に伸ばされたり引っ張られなくなって、首痛が解消されます。

第1章にも書きましたが、手の甲が正面に向いてしまっていると、それだけで肘には内向きの回転がかかり、それにともなって肩にも内巻きの回転が加わります。

ではここで少し実験をしてみましょうか？

イスに座ったままでもけっこうです。

その場で、両腕をだらんと下に垂らした状態で、手のひらが後ろになるよう、手首の向きを変えてみてください。

どうですか？　手首を回すと、肘にも内向きの回転が加わりませんか？　同時に肩にも、少し内巻きの動きが伝わっているのがわかるのではないでしょうか。

いまのように静止している状態では、それほど強い力はかかりませんが、これに腕を振る動作が加わると、この作用は顕著になります。

肩が内巻きに回転する力に、腕を振る「振り子」の力学も加わり、静止しているより何倍もの力が働いて、結果として立派な巻き肩をつくりあげてしまいます。

姿勢改善も含めて、肩や背中のこりや痛みをとるには、静止している状態よりも、動いている状態で治したほうが効果が出やすい。人体のメカニズムを考えれば当然のことです。

＊なぜ、「腕振り体操」で肩こりが消えるのか？

肩よりも肘、肘よりも手首といったように、肩からの距離が離れれば離れるほど、遠心力、向心力、そしてこの原理、振り子の原理は大きく働くことになります。

つまり腕の付け根から遠くにある場所ほど、内側に巻いていく作用も強まるということですから、手のひらを正面にして腕を振ると、内へ内へと回転してくる腕の動きが抑止されます。それにともなって、内側に巻いてくる肩の動きも抑制されます。

この腕振り体操は、立ったままの状態で行う場合は1分間の腕振りで十分です。その場で腕を振るだけで効果の高いエクササイズですが、たとえば、日常の歩く動作に加えると、毎日の歩行そのものがエクササイズになり、より効率的です。

腕振り体操を、歩行に取り入れるエクササイズを「巻き肩解消ウォーク」と呼んで、日常生活の中で、積極的に取り組んでいただいています。

歩きながらこの腕振りを行うことには、こんなメリットがあります。

- 巻き肩を助長させがちな「歩行」という動作そのものを変えることになり、巻き肩の改善はもちろん、巻き肩を寄せつけない習慣が身につく
- 歩くことで、その場で腕を振るとき以上に遠心力が働き、より効果が高い
- その場で１分間腕を振る以上に、長くやれて苦にならない

通常の歩行をイメージしてください。

普段、まず手を前に出す動きによって、腕に外側へ向かう「遠心力」が発生し、肘が外方へ向かいます。

次に中心へ向かう「向心力」が発生し、肘と手首には内巻きの回転がかかります。

これらは、手のひらを正面にして歩くことで、その働きが抑制できます。

次に腕を後ろに振ったときに手の甲が正面（手のひらが後ろ）に向いたままだと、あまり後ろに腕を振れなくなるので、肩が内側に残ったままになります。

手のひらを正面にすれば、後ろに腕が振りやすくなり、肩を後ろまでしっかりと動

【巻き肩の人はこんなふうに歩いている】

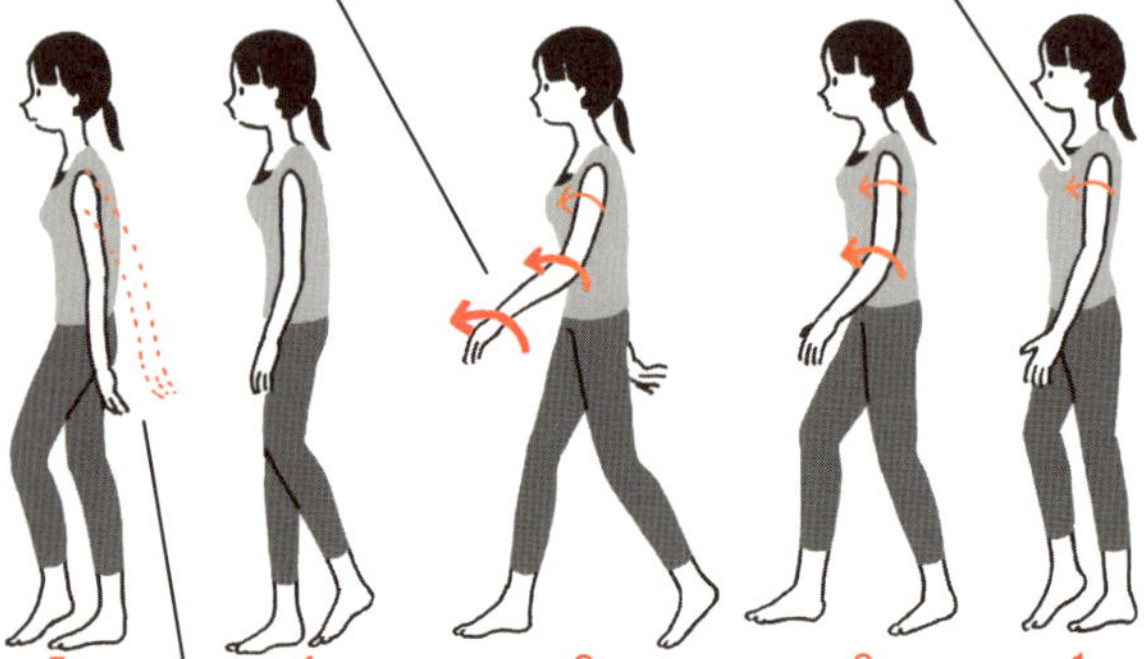
内巻きの回転が向心力により、
肘、手首に波及する
肩が内巻きに
なっている
5
4
3
2
1
肩が残るため
後ろに腕を振れない

かすことができます。それにより、手首から肘、肘から肩へと、逆行的な外巻き方向への連鎖が発生します。

肩からの距離が離れた場所ほど、回転や「てこの作用」が強まることを逆手に取ることで、外へ外へと回転していく力を、下から上に作用させる。これが、手のひらを正面へ向ける狙いです。

肩が外へ外へと開いていくと、連鎖して起こるのが胸部突出です。

これも少し実験してみましょう。

座っていても立ってでもかまいま

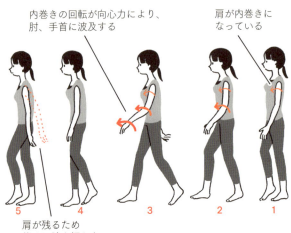

【巻き肩解消ウォークで歩けば……】

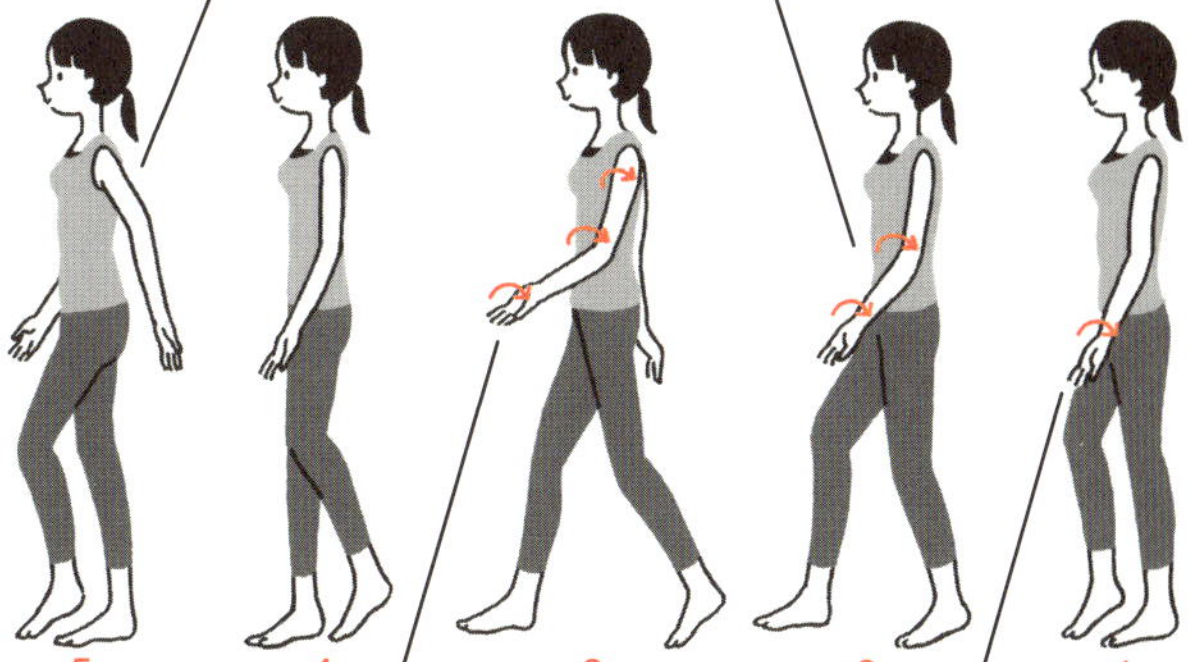
腕を後ろ後ろに
振ることができる
肘に外巻きの
回転がかかる
5
4
3
2
1
肩の内巻きが
解消される
手のひらを
正面にして

せん。

単純に肩を内巻きとは逆の、外巻きにしてみてください。

それにともなって、胸部も出っ張ってきませんか？

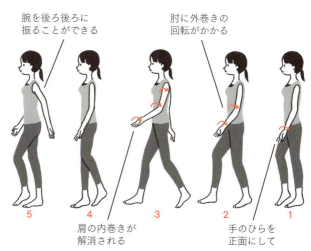

また胸部が突出することで、自然に背骨の丸みもなくなっていますよね。

人体すべての骨格は連結しています。ですから、たった1か所がよくなるだけでも、そこに関わる周囲に変化が生まれます。

それはまるでオセロの黒が、白に変わるように、ひとつの小さな変化が、その周囲の変化を誘発し、他の部分もどんどんよい方向に矯正するのです。

＊「腕振り体操」の活用で、頭痛や顎関節症、精神疾患まで改善

巻き肩解消ウォークは、「手首の向きを変えて歩くだけ」という、本当に簡単で単純なメソッドです。

この本を読んでいる人には、「これだけかい！」と怒られそうな気もしますが、2

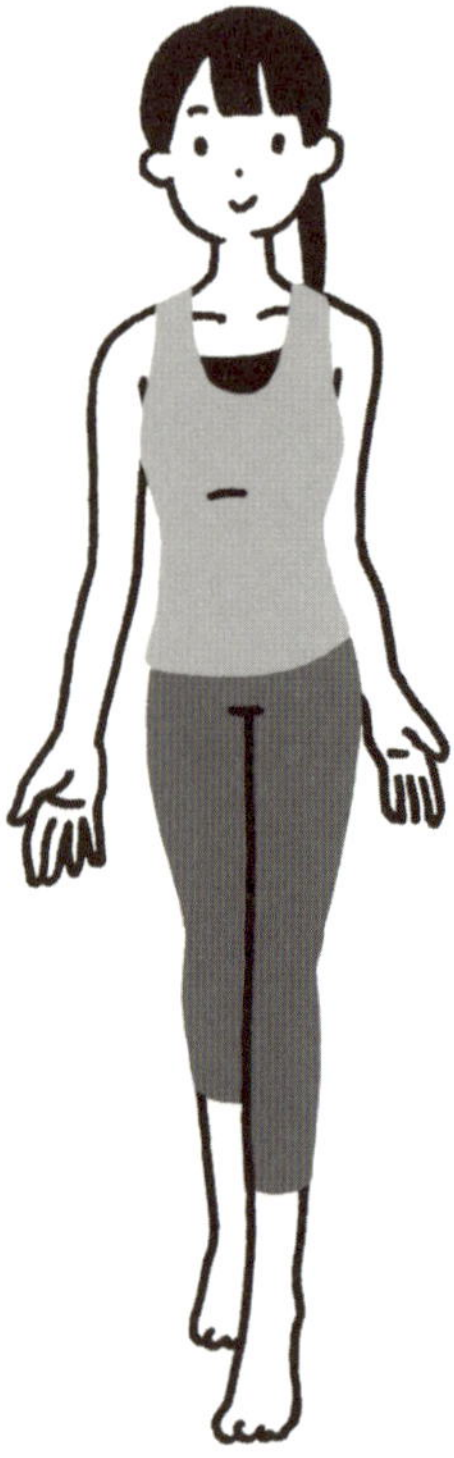

００６年に「腕振り体操」を開発して以来、なるべく日常生活で「○○しながら」取り入れてもらおうと、クライアントさんたちに実行していただいています。

たったこれだけで、悪い姿勢や慢性的な肩こりが解消されただけでなく、**腰痛やヒザ痛、頭痛や顎関節症《がくかんせつしょう》、さらには自律神経の諸症状や精神疾患に至るまで、ありとあらゆる症状が改善されてしまった**のですから、発明した自分自身でもちょっと驚きです。

次ページでご紹介する**「巻き肩解消ウォーク・スタンダード」**は、「歩行」全般においてやっていただく方法です。

通勤中、買い物しながら、会社の廊下で、駅の構内で、家のなか、たとえば台所からトイレまでなど、どんなに短い距離でも歩くときには、これで歩きます。

また出勤やお出かけなどで、片手にハンドバッグやカバンなどを持っているときには、荷物のないほうの手だけでも「手のひらは正面にして」歩けば、片方の肩は改善されます。一定の時間を決めて、カバンや荷物を交互に持ち替えて行えば、結果的には両方行ったのと同じ効果があります。

また両手に荷物を持っている状態でも、たとえば買い物袋や手さげ袋など、動きに自由があるものであれば、同じように手首の向きを変えて持つことで、手ブラ歩行と同等の効果が期待できます。

また歩行以外でも、電車やバスを待っているときや、銀行やコンビニなどで待たされているとき、赤信号やエレベーターを待っている時間も、手のひらは正面。

日常のどんな瞬間にでも、気がついたときにはなるべく「手のひらは正面」がお約束です。

そしてこの方法のポイントは、**歩くときに、あえて腕を「後ろ後ろ」に振るということ。**

これが、「巻き肩解消ウォーク・スタンダード」です。

腕振り体操を開発し、当時のクライアントさんたちに盛んに指導していた2006年当初、腕振り体操を日常の歩行に取り入れてもらおうと、手のひらを正面にして歩いてくださいというと、なぜかみなさん、腕を前に前に振って歩いてしまいます。

巻き肩の人は、後ろに腕を振ることができず、単純に前のほうが振りやすいようで、さらには、「手のひらを正面に向けて」というと、手のひらが「正面」というイメー

【巻き肩解消ウォーク・スタンダード】

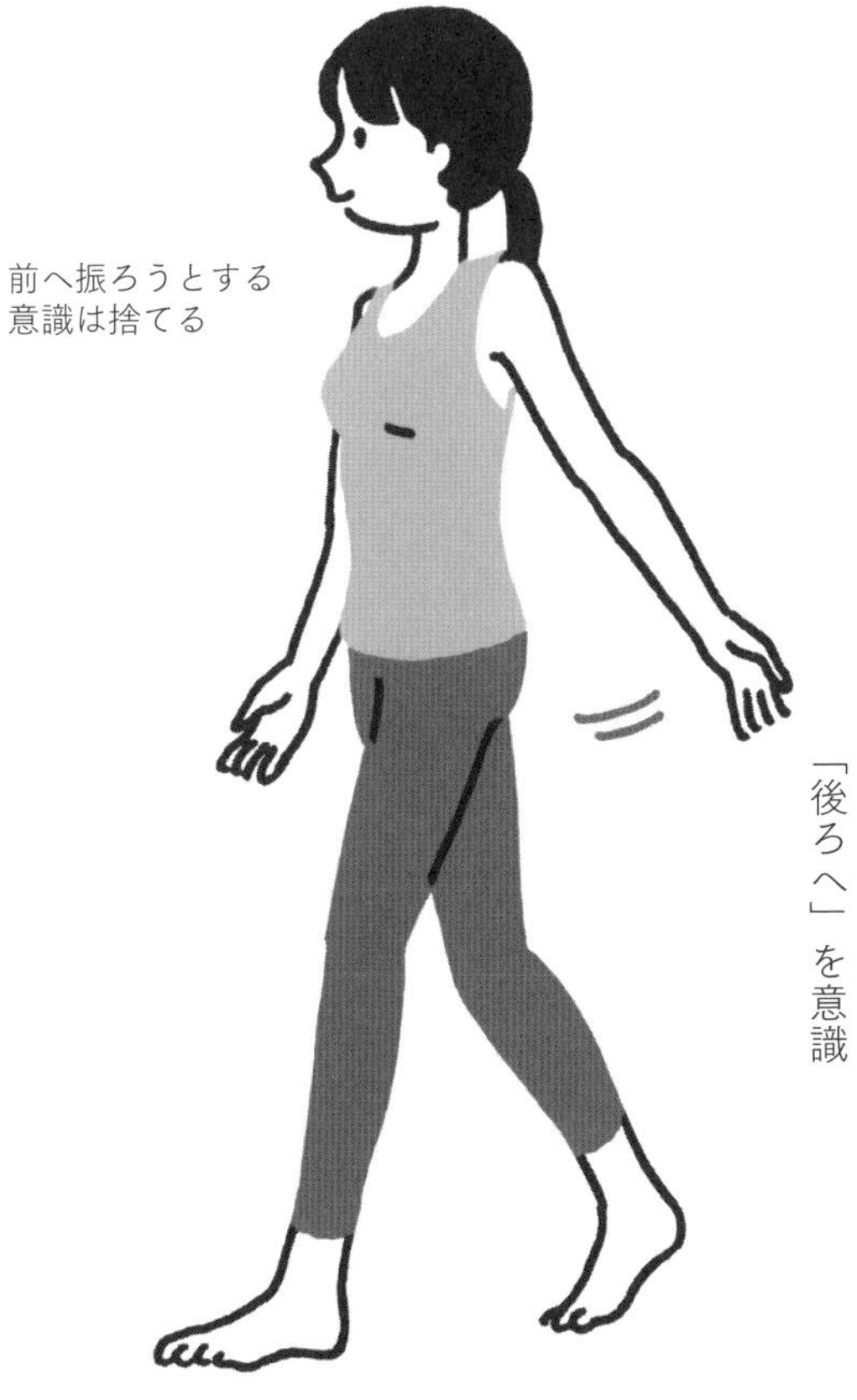
前へ振ろうとする
意識は捨てる
「後ろへ」を意識

①手のひらを正面に「スイッチオン！」
②歩きながら腕を後ろへ振る

ジに引っ張られて、手を前に出すことばかりに気持ちがいってしまったのでしょう。

そこで私はあえて、意識的にできるかぎり大きく後方へ、腕を後ろに振るよう指導を変えました。**前に振る必要はないこと。後ろに振ることを意識すること。**指導を変えて以来、姿勢や肩こりが改善するまでの期間には、明らかな変化が現れました。

手のひらを正面に歩くなんて恥ずかしい、という方は、ご自宅で、歩かずともできる腕振り体操に取り組んでいただくといいですし、歩き方を巻き肩解消ウォークに変えていただくときにも、手のひらを正面にする、その手首の角度は、少しでもかまいません。

手のひらは少しだけ正面に向けたくらい、つまり、太ももの真横に置いた状態から、（90度がもっとも理想ではありますが、その半分）45度くらいでもかまいません。腕を後ろへと振る意識を重視しましょう。

人通りが多い場所で人目を恥ずかしく感じるときには、手首の角度は45度。人通りが少なくなったら90度といったように、その場その状況に応じて、まるで飛行機の補助翼のように、手のひらを開いたり閉じたりして、歩行に取り入れてみてください。

＊重心を意識する歩き方で効果増大

「巻き肩解消ウォーク」には、いくつかのバリエーションがあります。第2段階めは「発展型巻き肩解消ウォーク・重心編」。文字どおり「重心」を意識する歩き方です。

姿勢を気にしている人はとても多いですが、重心を意識している人は、あまり多くないかもしれません。足のどこに体重を乗せればよいのか、足のどこを意識して歩けばよいのか、正しい理解があれば、姿勢は自然とよくなります。

足のどこに体重を乗せればいいのか。正しい重心はどこか。これはカイロプラクティックの学校などでも、必ず教わることですが、立っているときでも歩いているときでも、からだの重心を乗せる場所は、土踏まずのやや後ろ側にあります。

ここでは、その位置を簡単に、正確に探せる方法をご紹介します。

【「正しい重心」の見つけ方】

①まず足の人差し指から、まっすぐ縦に線を引きます。

「発展型巻き肩解消ウォーク・重心編」のポイント

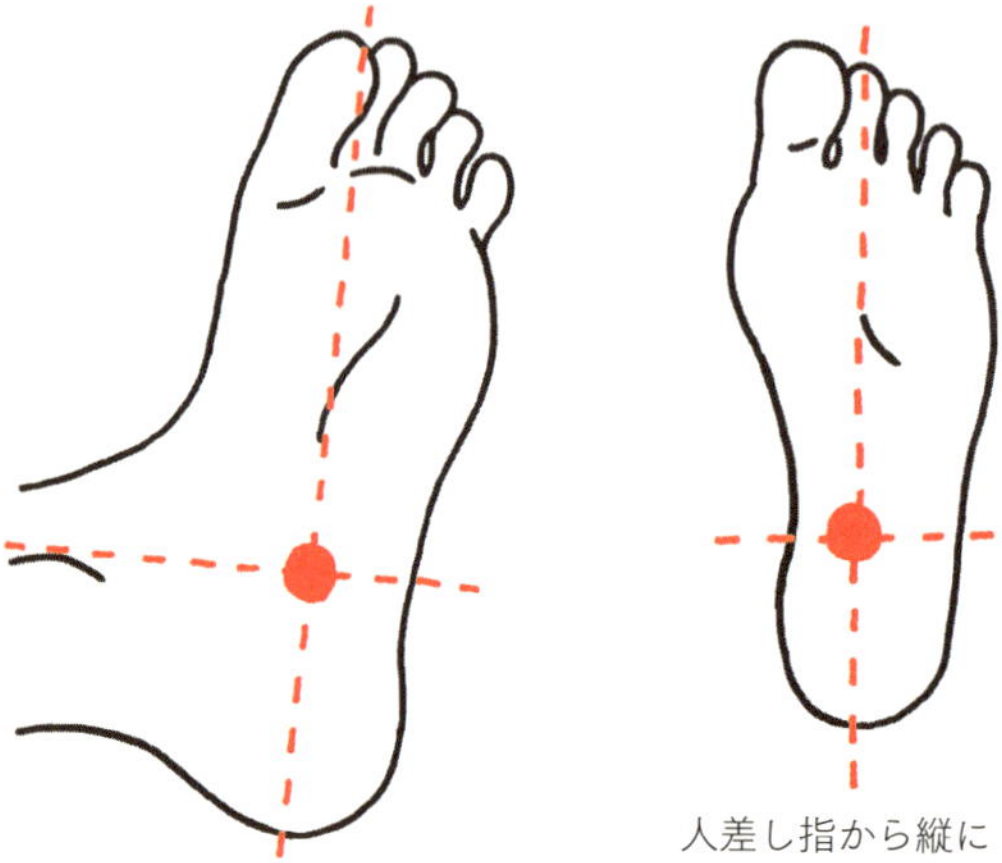

②次に内くるぶしの前側から、横に線を引きます。そうすると、

③そのふたつの線が交差する点が、土踏まずの後方やや内側にあります。

そこに体重を乗せた状態が、人間がもっとも筋肉を使わずに、骨だけで立てる場所になります。

ふたつの線が交差する点を探したら、そこを思いっきり親指で押してください。少し痛いくらいでも良いです。

そしてその親指で押したところに体重を乗せるように、いまその場で立ってみてください。

どうですか？　すごくラクに立てませ

んか？　そこに体重を乗せることで、重心線がすべて骨の真ん中を通るので、どの筋肉も使わなくても自然に立てるのです。

「そこに体重を乗せて歩く感覚がよくわからない……」という人には、そこに体重を乗せることはいったん忘れて、**「人差し指の縦ラインで歩く」**というイメージをしてもいいでしょう。

「ちょっと内側すぎませんか!?」といわれることも多いですが、そのように感じてしまう人は、普段から足の外側、小指側に重心を置いている人といえます。

O脚・変形性ヒザ関節症・内ももの筋力低下・骨盤のゆがみ・腰痛・婦人科の不調・疲労体質・外反母趾《ぼし》や扁平足《へんぺいそく》など、小指側に体重を乗せることによって起きるからだへの弊害は数えきれません。普段から外側に重心がある人は、これを機にぜひ正しい重心を意識するといいでしょう。

この「重心への意識」を、先述の手のひらを正面にして歩く「巻き肩解消ウォーク・スタンダード」にプラスしたのが「発展型巻き肩解消ウォーク・重心編」です。

スタンダードだけでも十分効果はありますが、正しい重心への意識を加えることによって、さらに巻き肩解消効果や、姿勢改善効果は倍増されます。

＊「重心」のかけ方ひとつで人は太って見えてしまう

じつは外側重心よりも、さらにからだに弊害のある重心があります。

それは「前側重心」または「つま先重心」といって、とくに日本人の女性にはその傾向がたいへん強く、外側重心に比べて倍以上の人にその傾向があることが確認されています。

ヒールの高い靴を履くようになった、親指の筋力がなくなった、そもそも歩かなくなった……など、さまざまな理由で、前側重心の人は増えているようです。

まず重心が前側にある人は、極端にいえば、常にスキーのジャンプのようになっている状態です。前傾姿勢によってふくらはぎがパンパンに張ってしまうことから、足の冷え性やむくみにも悩まされます。

また、重心を前に置くと、骨盤は前傾してしまいます。それにより腰が反りすぎるせいで腰痛などの症状に悩まされたり、下腹がポッコリと出るために太って見えるといったことも起こります。

また重心が前にあるとねこ背になりやすくなり、ねこ背であればストレートネックがおまけについてきますので、慢性的な頭痛や首痛、肩こりにも悩まされます。さらに重心が前にあることでも、足裏に本来ある縦と横のアーチが自分の体重によって潰されていくため、外反母趾や扁平足にもなりがちです。

また人口は多くありませんが、逆に重心が後ろすぎる人は、「後方重心」または「カカト重心」と呼ばれています。

重心が後ろにありすぎると、こんどは骨盤が後ろ側に傾いてしまいますから、それにともなって腰の標準的なカーブがなくなってしまいます。そのせいで腰の筋肉が常に引っ張られてしまうため腰痛を引き起こしますし、やせていてもお腹がポッコリと出てしまいます。

また漏《ろう》斗胸《ときょう》（胸の真ん中が大きく凹んだ状態）になりやすかったり、骨格によって

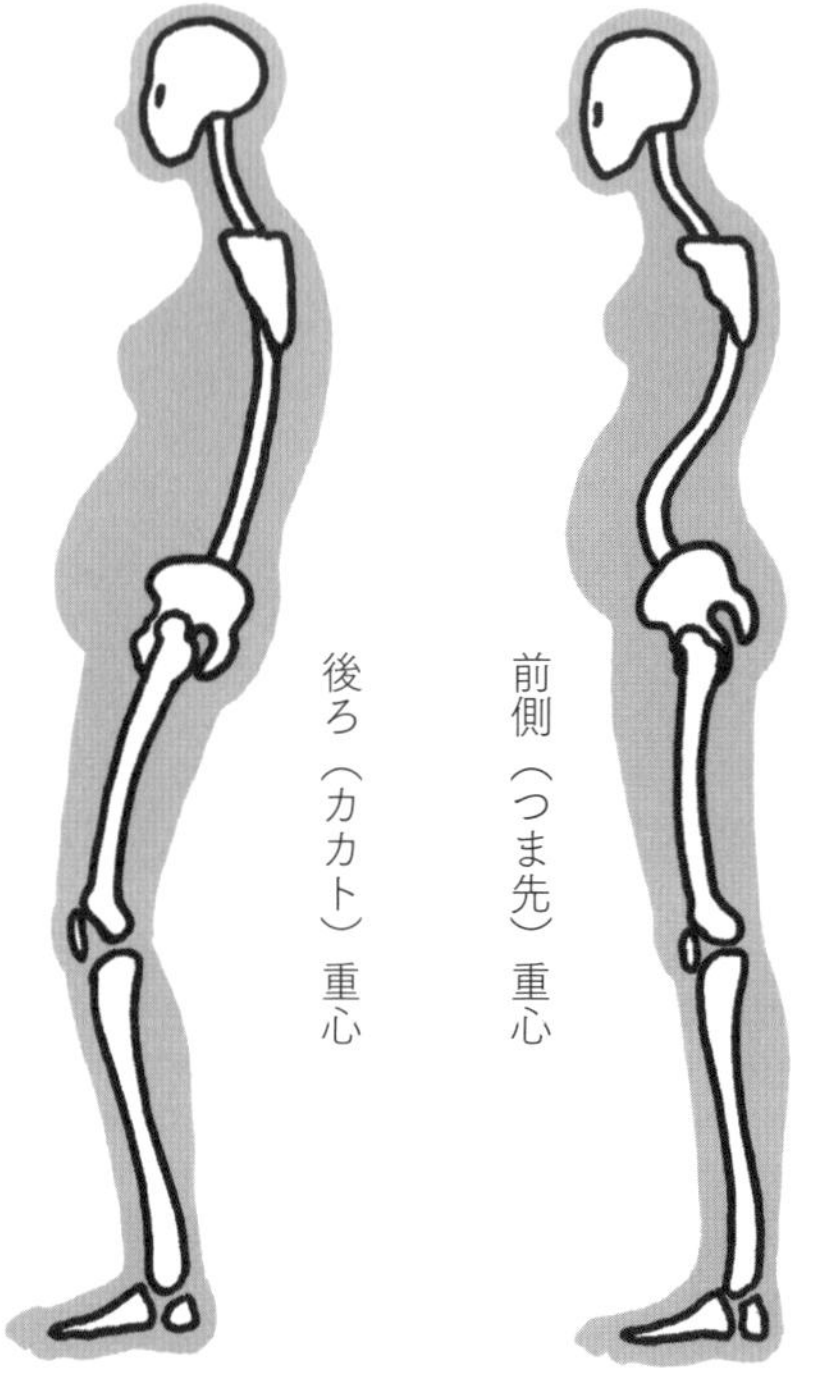

臓器が圧迫されるかたちになり、肺や気管支の病気も起きやすくなる傾向にあります。

さらにO脚やヒザ痛、ガニ股、太ももの前側が疲れやすい、スネの前側にある筋肉（前脛《ぜんけい》骨筋《こっきん》）がだるい・疲れると訴えることも多くなります。

また骨盤が後傾することでも、骨盤前傾の方々と同様に、ねこ背やストレートネックにはなりますので、つま先重心・カカト重心のどちらであっても、頭痛や首痛、肩こりとは縁が切れません。

しかし後方重心は、前側重心ほど神経質になる必要はありませんから、あくまでも重心を後ろに置きすぎない程度で、気をつけていただければいいと思います。

＊ダイエット効果もある「巻き肩解消ウォーク・コンプリート」

巻き肩解消ウォークの最終段階、「巻き肩解消ウォーク・コンプリート」をご紹介します。

「スタンダード」と「重心編」にもうひとつ、より改善効果の高い要素を加えた、いわば巻き肩解消ウォークの完全網羅版ともいえるメソッドです。

頭のなかで3つ同時に、それぞれのことを処理する必要がありますので、ひとつひとつゆっくりと丁寧に進めてみましょう。

①まず手のひらを正面にして、腕は後ろに大きく振り

②重心を意識し

と、ここまではまずオッケーですよね。

【巻き肩解消ウォーク・コンプリート】

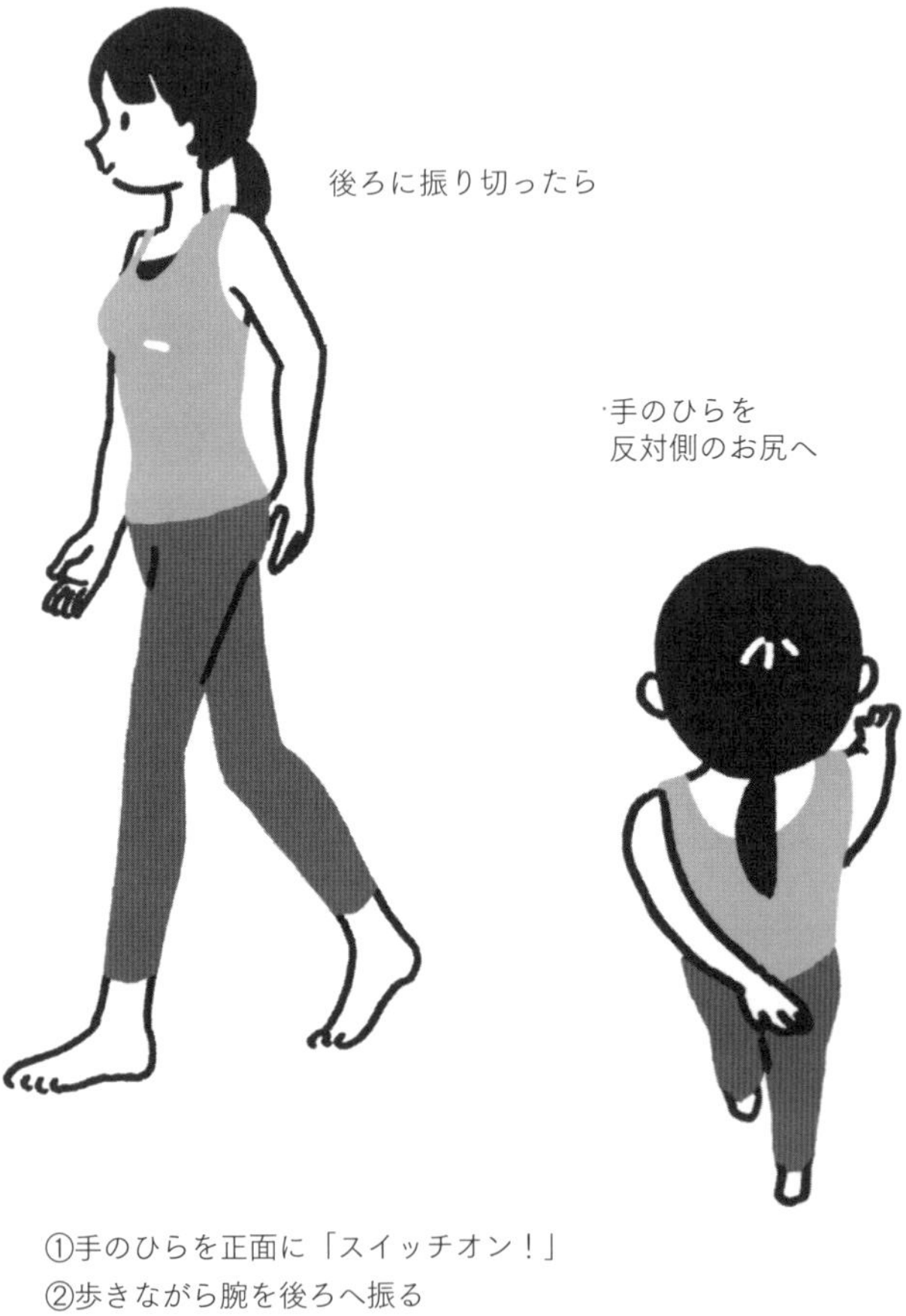
後ろに振り切ったら
手のひらを
反対側のお尻へ

①手のひらを正面に「スイッチオン！」
②歩きながら腕を後ろへ振る
③後ろへ振り切ったら手のひらを反対側のお尻までもっていく

こんどはそれらにプラスします。

③腕を後ろに振り切ったときに、手のひらを反対側のお尻までもっていきます。

このとき、からだの中心線が地面（床）に対して垂直になるよう、なるべく体幹をまっすぐキープしましょう。

肩関節の硬い人やからだが硬い人は、反対側まで手をもっていくのが少しキツいかもしれません。そんな場合には、お尻の真ん中（骨盤の中心：仙骨《せんこつ》という骨）あたりまででもっていければ、十分な効果があります。

巻き肩解消ウォークもここまでいくと、これはもう歩行というよりは運動ですよね。ですから、軽い運動でもしているつもりで行ってみてください。「これは運動だ！」という意識があれば、もし仮に人に見られたとしても、そんなに恥ずかしい気持ちにはなりません。

「巻き肩解消ウォーク・コンプリート」は、肩関節のフリーズ（固着）を解放させます。肩関節がゆるめば、五十肩の予防や改善につながります。

また「体幹まっすぐ」を維持するために、腹斜筋《ふくしゃきん》（わき腹の筋肉）を使うため、ウエストのくびれをつくるエクササイズにもなります。

さらに、腕を反対側の臀部《でんぶ》まで動かすことによって、背中にあるダイエット効果があるといわれる「褐色脂肪細胞《かっしょくしぼうさいぼう》」もダイレクトに刺激されますので、この「巻き肩解消ウォーク・コンプリート」は、ダイエットにも効果があるようです。

実際、クライアントさんのなかには、ダイエットのためだけに行っている方も多数いて、他の有名なダイエットよりも結果が出ましたよ！　といわれることが多く、幅広い年齢のクライアントさんから好評をいただいています。

「巻き肩解消ウォーク・コンプリート」は、腕の付け根（肩関節）に痛みがある、または行って痛くなった方は、必ず一定期間中止し、様子を見ながら進めてください。

＊ウォーキングに取り入れて2週間で肩こり解消

1日1時間なんて無理、30分も続かない。そんなクライアントさんの声に応えながら、試行錯誤の末にたどり着いたのが、「腕振り体操」であり、この「巻き肩解消ウォーク」です。

基本的には、「ながら」で肩こりは解消できる。解消しよう。そんなことをお伝えしている私ですが、この巻き肩解消ウォークで歩くのは、とても気持ちがよく好評なので、時間さえゆるせば、そして何より「歩きたい」という気持ちになったら、ぜひ時間をとってウォーキングしていただくよう、すすめています。

１日10分でも、この手のひらの向きで歩けば、肩こりは解決に向かうでしょう。個人差は大きいですが、早い方では２週間で効果が表れる人もいます。

きちんとシューズを履き、ジャージの上下に着替え、あたかも走りにでもいくような身支度で、いつもより少し長い時間を歩きます。着替えて行えば、ただの通行人には見えませんから、多少変な歩き方に見えても気になりません。

肩こり解消や姿勢矯正だけを目的にするのであれば、10分程度でも十分な効果が得られます。ダイエットや有酸素運動も目的に含めて行う場合は、30分程度歩くことが理想ですが、あまりこだわらなくてもいいでしょう。なにより、「気持ちいい」「楽しい」「すがすがしい」という気持ちになることが大切ですから。

歩き方は好きなものを選んでください。

巻き肩が解消されると、多くの相乗効果がありますから、効果を高めるためにも手を後ろに振る意識で行ってください。

私が実践していて思うのは、一番飽きずに、楽しく歩ける方法は、いろいろとミックスして歩くやり方。

たとえば、まずはスタンダードからスタートし、5分ほど経ったら「重心編」を取り入れ、しばらくしたらこんどはUターンして最初の5分だけをコンプリートにして歩いてみる。帰りはスタンダードでゆっくり帰るなど、自分の好きなように、自由に組み合わせて歩けば、想像以上に時間はあっという間に過ぎるでしょう。


また、もしご家族の方がいれば、出発前と帰ってきたときとで、姿勢を見比べてもらうといいですよ。これをやってもらうと必ずといっていいほど、ご家族の方たちが驚きます。「スゴい！　帰ってきたときの姿勢が、行く前とは全然違う！」といわれるそうです。

ひとり暮らしだったら、壁に頭と肩と背中とお尻とカカトをつけて、出発前と帰ってきたときとで、どれくらい壁に頭や肩がつきやすくなるか確認するといいでしょう。

歩いていると、途中ですでに、肩や背中の筋肉がほぐれてユルユルになっていくのがわかると思います。

歩くことによって普段動かしていない筋肉や、使っていなかった筋肉が動いて全身の血流がよくなり、からだのすみずみまで酸素と栄養がいき渡ります。

全身の血流がよくなれば、老廃物（乳酸やピルビン酸など）も排泄《はいせつ》されやすくなるため、腰痛や頭痛など他の痛みも解消されていきます。

その場で腕を振るだけでもＯＫ、歩行に取り入れるとよりたくさんの相乗効果が得られる巻き肩解消メソッド、ぜひお試しください！

まとめ

【巻き肩解消「腕振り体操」】

①手のひらを正面にスイッチオン！
②その場で、歩くときのように腕を振る。
後ろへ後ろへと

1日1回
1分でOK!

【巻き肩解消ウォーク】

①スタンダード
➡手のひらを正面にして腕を後ろに振りながら歩く

②重心編
➡重心を意識して

1日10分を
目安に

③コンプリート
➡後ろへ振った手のひらを反対側のお尻へ

第3章

ゆがみを取り除いて骨格を整える

＊背骨が曲がっていく理由は「ここ」にあった

巻き肩を治す「腕振り体操」と「巻き肩解消ウォーク」、ご理解いただけましたでしょうか？　ここからは、からだのゆがみの発生メカニズムと、それを整える方法をお伝えしていきます。

健康のための大きな屋台骨である背骨。背骨はなぜ、右や左に曲がったりゆがんだりしてしまうのでしょうか？

じつは、背骨が傾く原因は背骨そのものにはないことも多いのです。

背骨が傾く原因の根本は、仙骨《せんこつ》という骨盤の真ん中にある骨にあります。

つまり、背骨をまっすぐにするのには、骨盤が正しい位置にあることが欠かせないのです。

骨盤がズレて傾いていると、背骨のスタート地点であり土台でもある仙骨もそれに同調して傾いてしまうため、必然的に背骨が斜めに向かってスタートしてしまいます。

しかしそのままでは上体が片方へ倒れていってしまうため、腰椎《ようつい》を曲げて元の位置

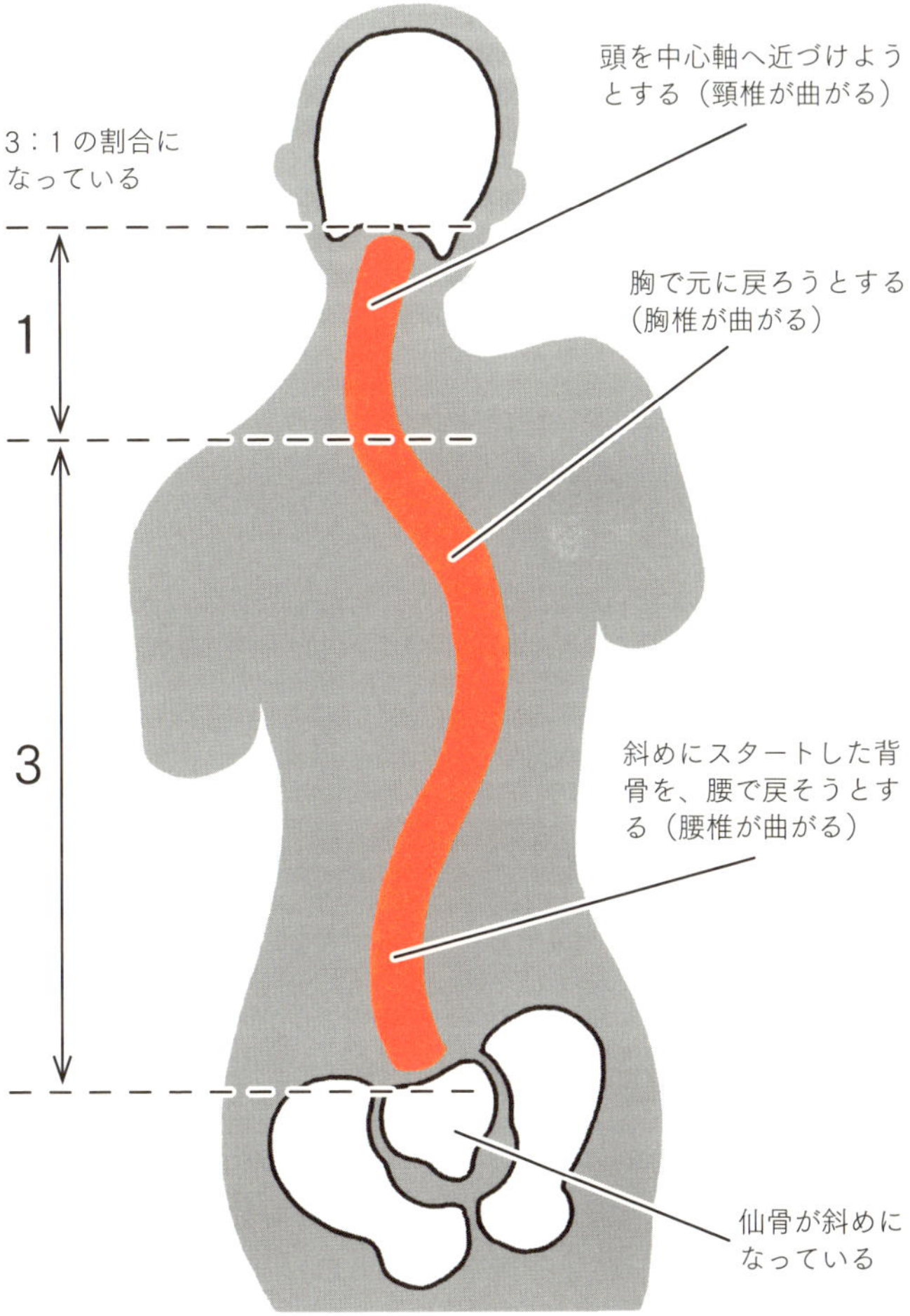
頭を中心軸へ近づけようとする（頸椎が曲がる）
3：1の割合になっている
1
胸で元に戻ろうとする（胸椎が曲がる）
3
斜めにスタートした背骨を、腰で戻そうとする（腰椎が曲がる）
仙骨が斜めになっている

へ戻そうとします。しかし頭の重さによって、こんどはさっきと反対方向へ倒れていってしまうため、さらに胸椎《きょうつい》を曲げてまた元の位置へ戻そうとします。

ここまでくると数学的には、もう下のほうが長くなっているので（下が3の長さに対して上の長さが1の割合）どちらかに倒れてしまう心配はなくなりましたが、やはり頭の重さがまだ少し気になります。

そこで頸椎《けいつい》（首の骨）をまた元の位置へ曲げて、少しでも頭を中心軸へ近づけることで何とか体幹を垂直に保ち、なるべくどちらか一方に偏らないようにしています。

このように、**背骨のゆがみや曲がりの原因は、背骨そのものに問題があるのではなく、骨盤の傾きによってつくられているのです。**

これが、からだのゆがみの根本原因が骨盤にあるといわれる理由です。

図のように胸椎が左に曲がっている人の場合、肩もその傾きにつられて左が下がりますので、下着やエプロンの肩ひもは左ばかりが落ちるといった現象を引き起こします。

＊骨盤がゆがむと、左右の足の長さが違って見える

気がつけばいつも同じ側にばかり体重を乗せている。
いつも同じ方向でばかり横座りをしている。
これらの原因になっているのはいったい何だと思いますか？

それは、どちらかの足が短くなっているからです。

足の長さ自体が違うってこと？　いいえ、足の長さは変わりませんが、**骨盤がズレていることで足の長さが違って見える**のです。そして体重を乗せたくなる側や、横座りで足を出す方向は、決まっていつも短く見えるほうの足側です。
骨盤を横から見ると、足の付け根は骨盤の中心よりも少し前側に位置しています。

①骨盤が後ろに傾くと、付け根の位置もやや上へ移動するため、足が短くなります。

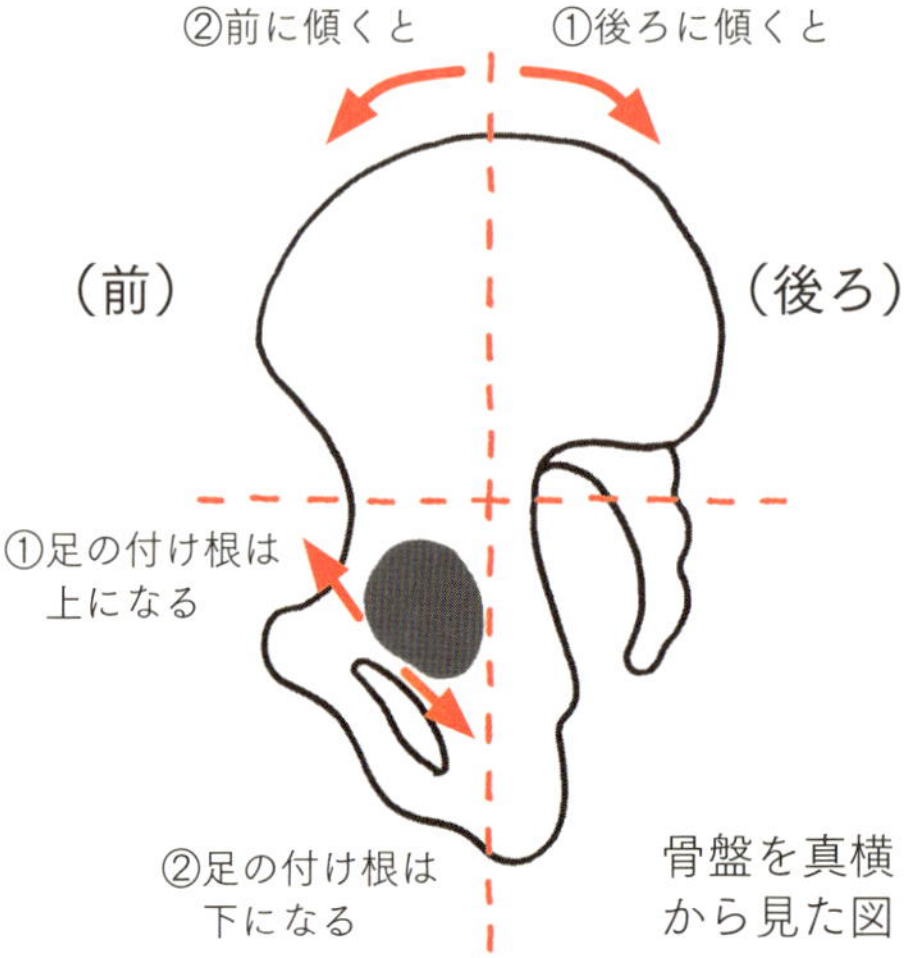

②前に傾くと
①後ろに傾くと
（前）
（後ろ）
①足の付け根は
上になる
②足の付け根は
下になる
骨盤を真横
から見た図

②骨盤が前に傾くと、付け根の位置もやや下へ移動するため、足が長くなります。

常に体重を乗せているから、付け根の位置が上へ移動していく、という考えもありますが、付け根の位置が上にあるから、つい体重を乗せたくなる、というのが正解です。

付け根の位置が上にあるから↓体重を乗せたくなる↓ますます付け根の位置が上にいく↓足の長さがさらに短くなる。これが背骨のゆがみや曲がりの根本をつくっている、悪循環スパイラルの典型パターンです。

また骨盤のしくみがおもしろい点は、**左右片方の骨盤が後ろに傾くと、もう片方の骨盤は前に傾く**ということです。

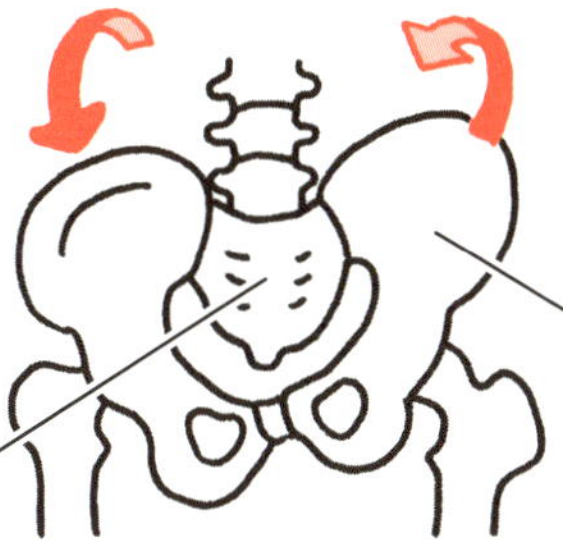
もう片方は
前に傾く
片方が後ろに
傾くと
腸骨
仙骨
骨盤正面図

左右の骨盤の動きは歩行と同じで、常に相互反対に作用しますから、片方が短くなる方向へズレれば、同時にもう片方は長くなる方向へズレます。

ではそもそも、なぜ骨盤はゆがんでしまうのでしょうか？

遺伝など元々持っている傾向や、片方にばかりからだをねじる動作がある仕事といった環境要因、思春期に打ち込んだ部活動の内容による偏った筋発達、そして片方に体重を乗せたり横座りのクセ、さらには出産やケガなど、さまざまな理由からゆがみが生じます。

骨盤のゆがみは足の長さが変わってしまう原因にもなりますが、これらからくる骨盤の問題はすべて、これから紹介する「寝ながら歩き」と「白鳥の湖」というふたつのメソッドで解消することができます。

巻き肩解消ウォークと併用させながら、骨盤と背骨の問題をより根本から改善することで、さらに確実な肩こりとの「決別」を手に入れてください！

＊骨盤のゆがみを解消する「寝ながら歩き」

骨盤のゆがみが背骨左右の曲がりをつくる。そのゆがみを、たったの10秒で矯正し、肩の位置が平行になるスーパーメソッド「寝ながら歩き」をご紹介します。

①あお向けに寝て両手を頭上に伸ばし、片方の手でもう片方の手首をつかみます。次に手を持ち替え、反対側の手首を、もう片方の手でつかみます。伸ばしている腕ではなく、つかんでいる腕の付け根が苦しく感じるほうはどちらでしたか？　つらいほうの持ち方で進めます。

②腕の付け根が苦しく感じるほうの持ち方で、腕を頭上に伸ばしたまま、歩行するように足を動かします。ポイントは、**寝ながら自転車をこいでいるような感じで、**

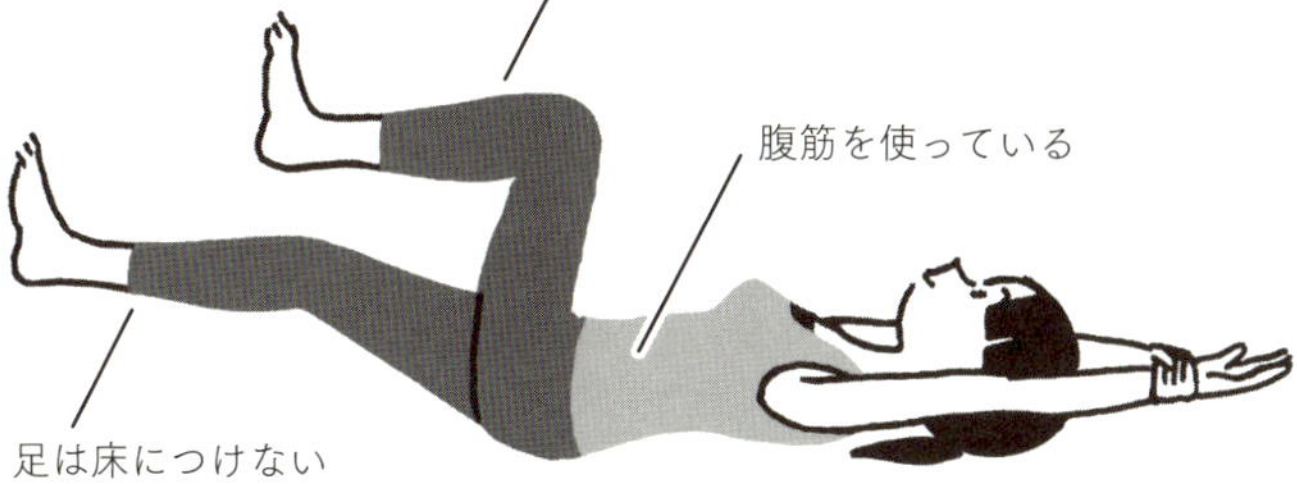
両足は浮かせたまま
腹筋を使っている
足は床につけない

股関節から大きく足を動かします。

たったこれだけで骨盤のゆがみが解消され、足の長さがそろいます。

また背骨の曲がり→肩の傾き→首の傾き→アゴのズレなど、下から原因が波及してくる「基本的ゆがみ」を改善することができます。

1回10秒ほど、1日に2回から3回行ってください。

すでに自分の肩の位置がわかっている人の場合（下着やエプロンの肩ひもが、決まって片方ばかり落ちるなど）は、**落ちる側（＝肩が下がっている側）の手で、反対側の手首をつかみます。**

統計的には、落ちる側＝肩が下がっている側と、腕の付け根が苦しく感じる側は一致します。もしも、自分は右の肩が下がっているはずなのに、右手で左の手首をつかむよりも、左手で右の手首をつかんだほうが苦しいと感じる人は、腕の付け根が苦しく感じるほうの持ち方で行ってください。

＊10秒で背骨がまっすぐになる「白鳥の湖」

たったの10秒で骨盤のゆがみが取れ、背骨がまっすぐになる、「白鳥の湖」をご紹介します。巻き肩やねこ背にも効果のある欲張りメソッドです。

①あお向けに寝て両腕を頭上に伸ばし、手の甲と甲を合わせます。

②腕を左に倒すと同時に、左の腰を少し浮かせます。

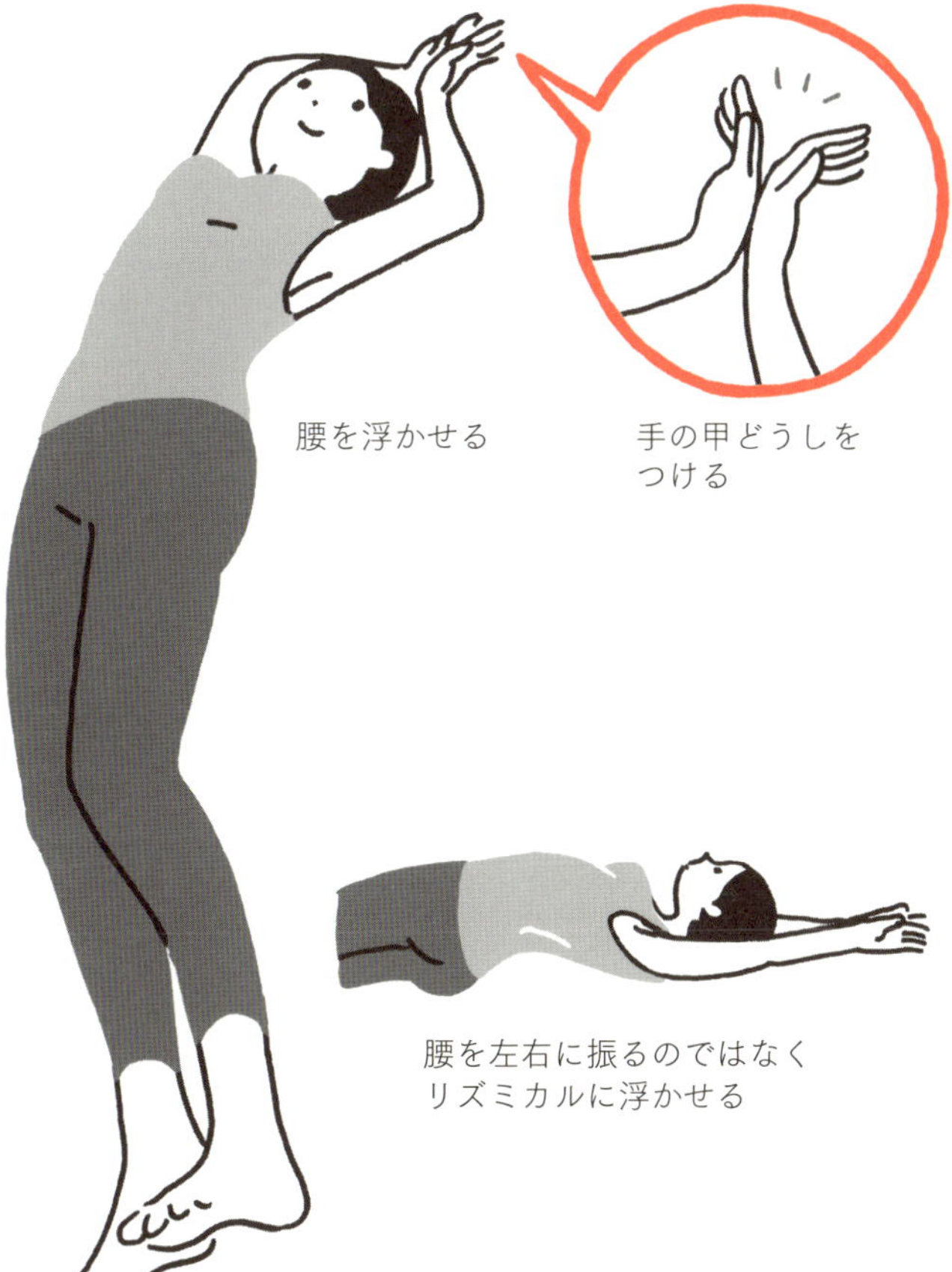

腰を浮かせる

手の甲どうしを
つける

腰を左右に振るのではなく
リズミカルに浮かせる

③右側も同様に行います。

④これをリズミカルに左右交互に行います。

ポイントは、**腰を左右に振るのではなく、あくまでも骨盤を片側だけ上に向かって持ち上げるイメージ**です。

左右を1回として1秒くらい。それを10秒（＝左右で1回を計10回）、1日に3回行います。

左右の腰を浮かせるように、骨盤をリズミカルにツイストさせるだけでも、骨盤の中でもっとも大きな骨である腸骨と仙骨とをつなぐ関節・仙腸関節《せんちょうかんせつ》の固着（フリーズ）が解放され、足の長さは自然に整います。

また背骨が左右に揺さぶられることによって、ねじれが腰から順に解放されていきますから、背骨の配列が下から上に向かって、頭の付け根まで矯正されます。さらに手の甲と甲を合わせることによって、肩はより地面（床）に近づきますから、巻き肩が矯正されつつねこ背も解消されるという、たったひとつの動きでいろいろなお悩みに同時にアプローチできる、相乗効果のもっとも高い究極の裏技です。

先にご紹介した「寝ながら歩き」で、骨盤の位置を整えたあとに行えば、姿勢改善や肩こりの解消効果はさらに倍増されます。

＊３秒で肩が軽くなる「魔法の形状記憶メソッド」

たったの３秒で正しい姿勢がつくれ、同時に肩も軽くなる「魔法の形状記憶メソッド」をご紹介します。

①両腕を肩と水平の位置まで上げ、両肘を90度に曲げた状態で、胸を前に突き出します。（これら３つの動きを同時にやります）
②そのままの状態から、腰を少しだけ後ろに引きます。

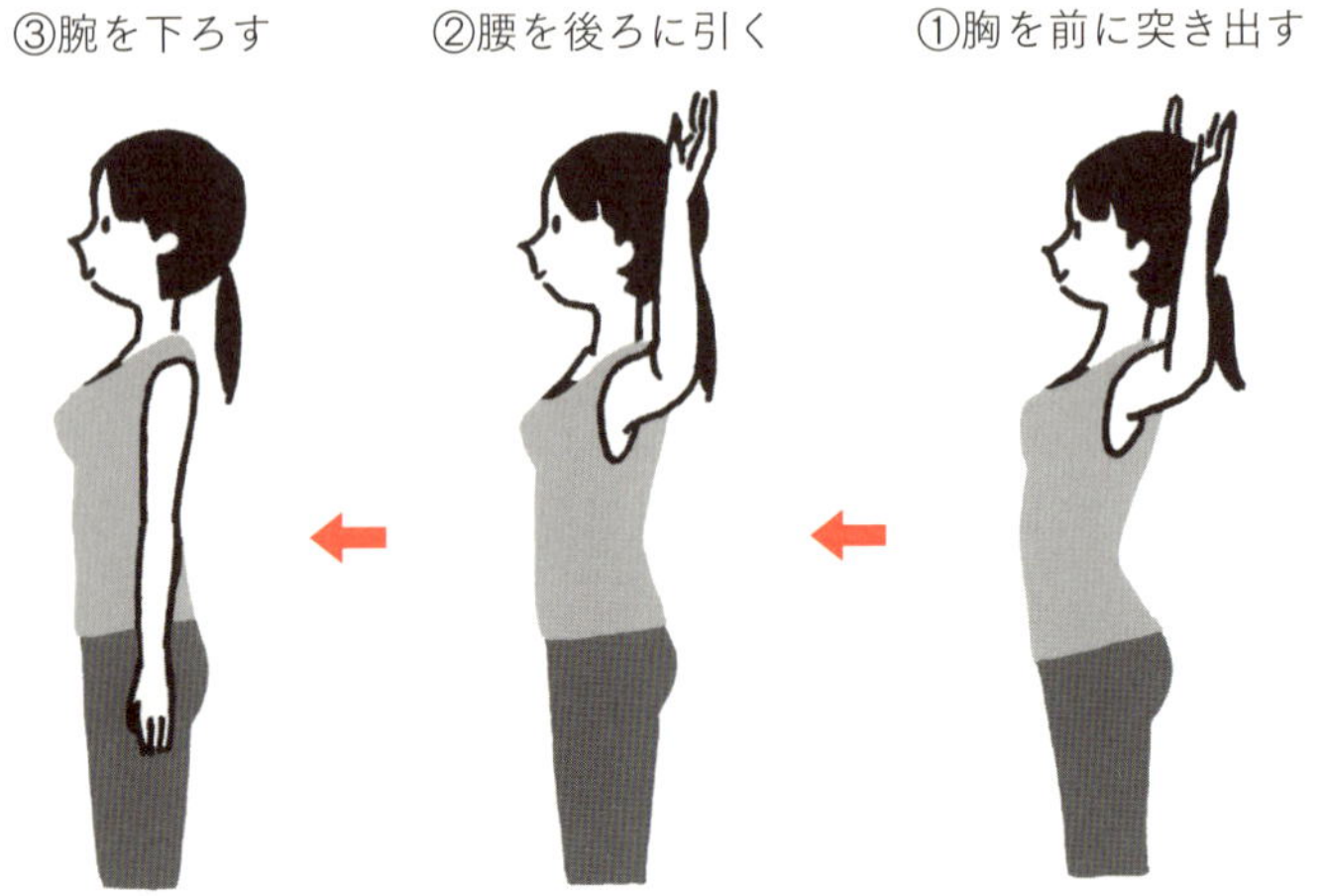
①胸を前に突き出す
②腰を後ろに引く
③腕を下ろす

③そのままの状態から、両腕をおろします。

立ってでも座ってでもかまいません。また、歩き始めやデスクワークの合間合間で行えば、脳への姿勢インプット効果も大です。

ちなみに、①の状態のままねこ背にしようと試みてください。できないはずです。

さらに①の状態のまま、首を前に出してみてください。これも出せないはずです。

つまりこのカタチにすると、あえて悪い姿勢を取ろうとしても取れないわけです。

ということはこの状態が、**もっとも姿勢が悪くならない状態であり、いま現在のあな**

たができる一番よい姿勢なのです。

背骨と肩甲骨が正しい位置に収まれば、筋肉がムダに引っ張られることもなくなるため、肩がスーッとラクになります。

このメソッドは、「いつやればいいんですか？」という質問をよく受けますが、いつやってもかまいませんし、日に何度行ってもかまいません。また、立ってでも座ってでも、どちらでもかまいませんし、どちらがよいということでもありません。

また歩き出す前にこのメソッドを行うことで、正しい姿勢で歩くことが簡単に習得できる、ぜひ毎日の習慣にしていただきたい「形状記憶メソッド」です。

＊30秒で効果的に鍛える「背筋体操」

からだの後ろ側の筋肉が衰えると、背骨が支えられなくなり、ねこ背や肩こりも治りにくくなります。たった30秒ガマンするだけで、後ろ側の筋力がすべてアップできる「背筋体操」をご紹介します。

①うつぶせに寝て両腕を真横に伸ばし、からだ全体（頭〜腕〜足）を反らせるようにゆっくり上げます。

②5秒ほどその形をキープします。

③ゆっくり降ろします。（ここまででトータル10秒）

④1回3セットを、1日2回から3回行ってください。

ポイントは、ゆっくり上げてゆっくり降ろすことです。手足は伸ばしたまま、足は閉じたまま行います。

このメソッドで鍛えられる筋肉は背筋だけではあ

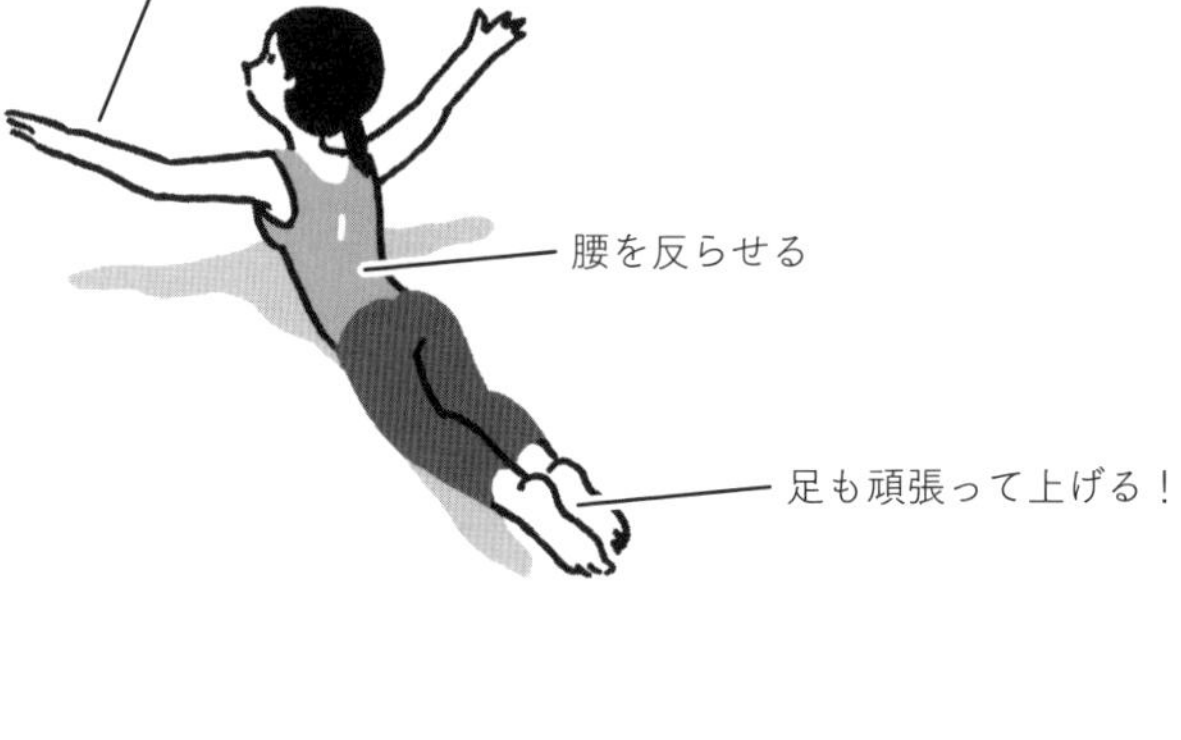
腕は真横に
腰を反らせる
足も頑張って上げる！

りません。腰回り後ろのぜい肉が取れることでウエストのサイズダウン、内モモの筋力がアップすることでのモモやせ効果、殿筋《でんきん》が引き締まることでの小尻ヒップアップ効果と、たった30秒ガマンするだけでも一石四鳥もの相乗効果が期待できます。

全身を上に持ち上げることで、首から肩〜背中から腰まで、背中全面の筋肉がまんべんなく鍛えられます。

＊座り方で肩こりを予防する「足前後で座りまショー」

現代人は、人生の半分を座って過ごしています。昔は人生の3分の1は「睡眠」であるということから、寝具の重要性に需要がありましたが、現在ではデスクワークなどでの「座り方」に、その人の体調や健康が左右されます。

背中を丸めて座ると、骨盤も後ろに倒れるので腰が後弯《こうわん》します。このような状態では、肩こりもストレートネックも治りません。

これまでにもいろいろな座り方が提案されていますが、そのどれもが足をそろえて深く腰掛け、背筋をまっすぐに伸ばす座り方でした。しかしこの座り方って、そんなに長い時間続けられますか？　現実には1分も続けることができない、実現しにくいものではないですか？

お待たせいたしました！　ここで、今までの座り方よりもずっとずっと長く続けられる、姿勢と肩こりにいい座り方「足前後で座りまショー」をご紹介します。

①足は常に前後に置きます。（ここでは背もたれは使いません）

②イスには浅く座っても深く座ってもよいので、意識的に骨盤を立てます。

③疲れたら足の前後を入れ替えます。足を入れ替えることで、またしばらくそのままの姿勢で座っていられます。基本的には③をひたすら繰り返します。

④それでも疲れたら、②のように骨盤を立てたまま、図のように背もたれに背中をつけます。（ここでも足は前後にしておきます）

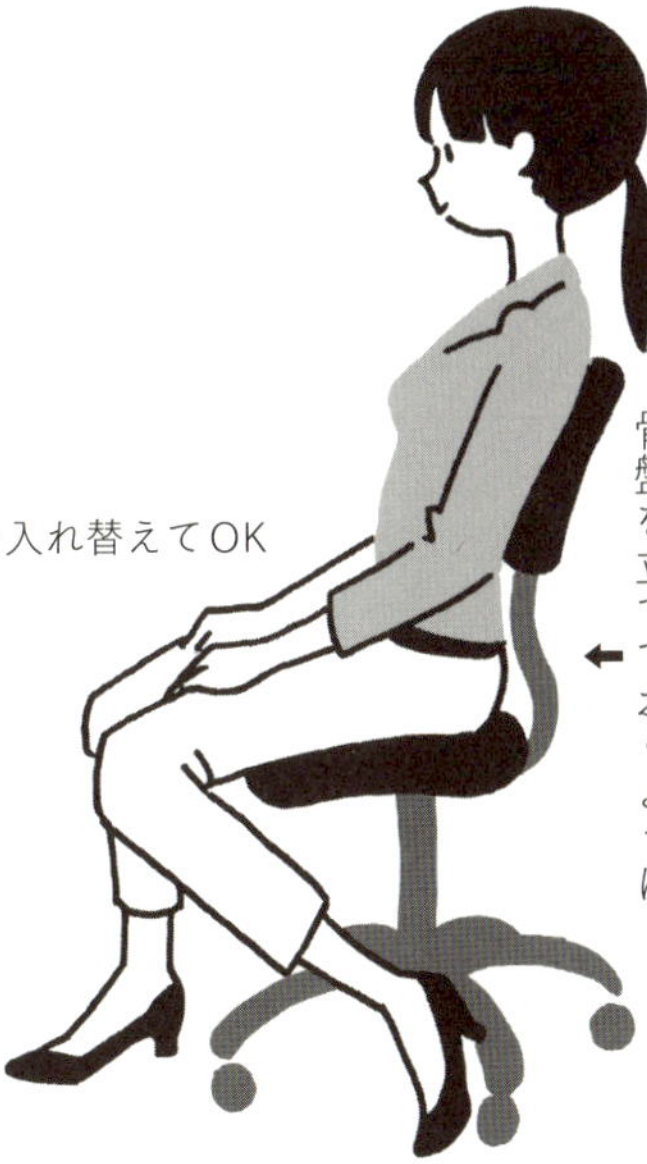
足を入れ替えてOK
骨盤を立てておくように

浅く座って背中をつけなくてもよし、深く座って背中をつけるもよし、どちらで座っても問題ありません。ただし、**どちらにしても骨盤を立たせておく（前傾させておく）こと**がポイントです。

デスクワーク中は①～④を繰り返してください。調整可能であれば、イスの高さをできるかぎり低くすると効果がアップするでしょう。

基本的に、正しいといわれる座り方は、からだの中心よりも後ろ側にバランスが偏ります。だから前かがみになったり、デスクに肘を置いたりして、前後のバランスを取りたくなるのです。

しかし足を前後に配置することで、後方に置いてある足が、後ろに偏るバランスの支えになりますから、ずっと正しい姿勢のままでいられますし、これなら背もたれを使わなくても疲れません。

さらに後ろの足が支えになることで、骨盤が前傾（正座と同じ状態）になりますから、ねこ背やストレートネックの予防にもなりますし、巻き肩や肩こりの改善にもつながります。

また背もたれに背中をつけたとしても、足を前後にしておくことで骨盤の前傾は保たれますから、長時間のデスクワークでも苦痛なく、ずっといい姿勢のままでいられます。

＊座ったまま張りを取る「背中伸ばし体操」

「足前後で座りまショー」を駆使しても、肩や背中の張りがガマンできなくなった場合には、背中を伸ばせる体操を行ってください。

デスクワークなどで長時間伸ばされ続け、束になって固まってしまった筋肉を、すばやくゆるめる一番簡単な方法です。

①イスに座り、片方の手首を持ち（どちらを持ってもよい）、両腕を前に伸ばします。

②腕を伸ばしたまま上半身を右と左にそれぞれ回旋させます。次に少し腕の位置を下げ、またそれぞれに回旋させます。さらにもう1段腕の位置を下げ、同じように回旋させながら、伸ばすべきポイントを探していきます。

③それぞれに伸ばした中で、もっとも背中に固まりを感じたポイントで、腕を前に10秒間、できるかぎり伸ばします。

④最後に腕を肩と水平の位置まで上げ、両肘を直角に曲げた状態で、胸を突き出しながら上体を後ろに反らせます。（頭も後ろに倒します）

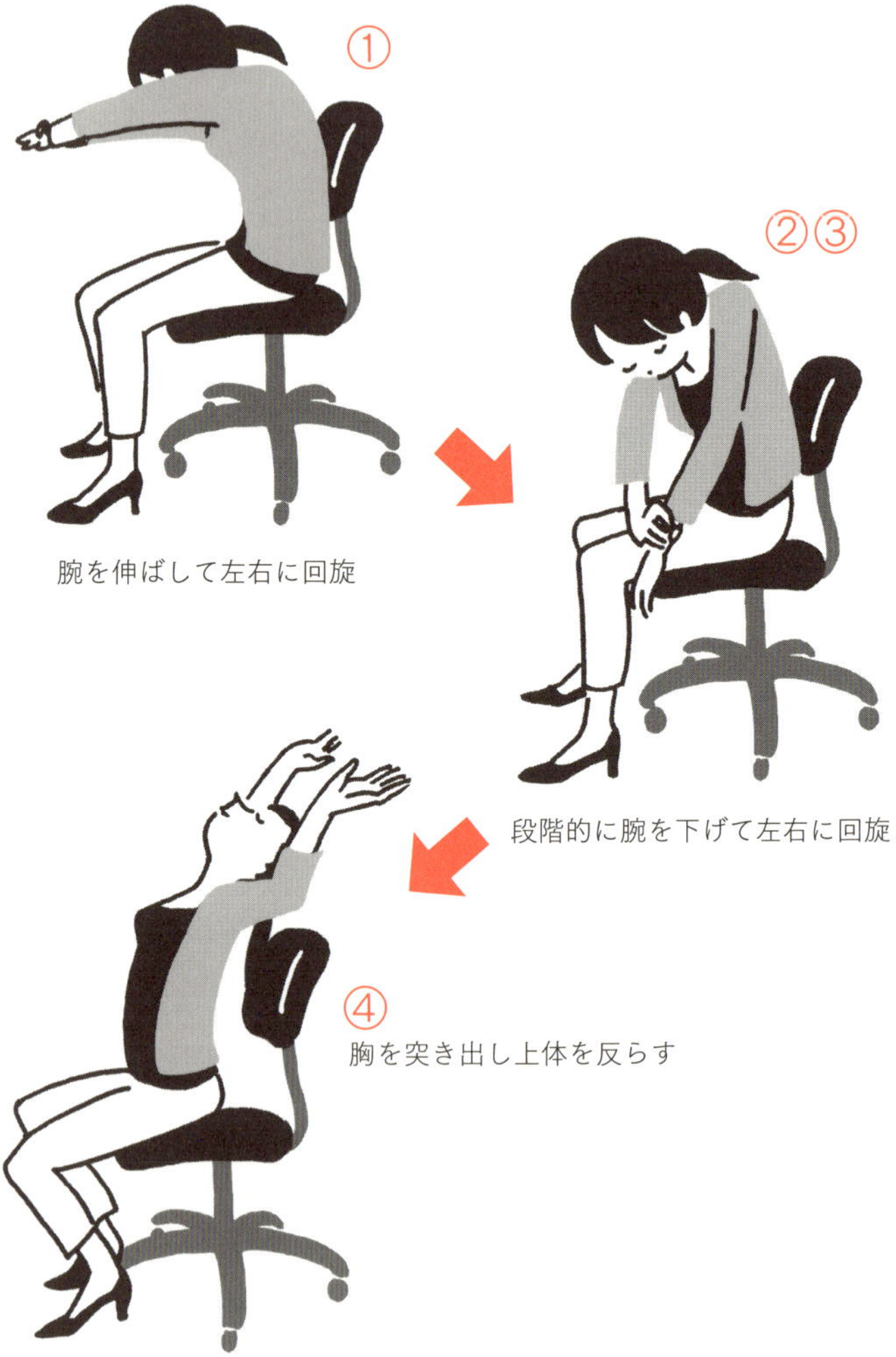
①
腕を伸ばして左右に回旋
②③
段階的に腕を下げて左右に回旋
④
胸を突き出し上体を反らす

上半身を左右に回旋させることによって、改善させるべき部位を局所で探し出すことができ、苦痛の原因になっていた肩や背中の固まりを、ダイレクトに解放させることができます。

固まりポイントにつき10秒ほどかけましょう。固まりポイントが１か所だけであれば、その１か所にアプローチするだけでも、肩や背中のイタ苦しさはスッキリ軽くなります。

もしも数か所に固まりポイントがあった場合には、それぞれの部位を同様に解放させてください。そして最後に上体をめいっぱい反らせることで、姿勢を矯正しておけば、その後しばらくはラクな状態が続きます。

第4章

骨格がその人の「あり方」を決めている

＊胸が凹むと気持ちが凹むのにはワケがある

肩こりを引き起こさないために、「建物」としての骨格のゆがみをとることの必要性を前章まで述べてきました。

その「建物」は、じつはメンタルにも大きく影響しています。みなさんもどこかでそう感じたことがあるのではないでしょうか。

しょんぼりと凹んでいる人は、肩が落ち、ねこ背になりますが、これは、「ねこ背のような姿勢をしていたから気持ちも凹んできた」、ともいえるのです。

巻き肩の状態のまま、胸部をあえて凹ませ、背中を丸めながら10秒間、少しそのままの姿勢でいてみてください。どんな気分になりましたか？

息苦しくなりませんでしたか？　なんだか自信がなくなりませんか？　マイナス思考にもなってしまいそうな、今にも殻に閉じこもりそうな気持ちになりませんか？

人間は不思議なもので、骨格をそのようにするだけで、気持ちや性格までもがそうなっていきます。**骨格が、あり方を決めている、**ともいえるでしょうか。男性であれば、ガニ股にさせ、肩で風を切って歩かせるだけで、顔つきもなぜかそのスジの人のような表情になります。

たとえば、私の整体施設に訪れたクライアントのEさん（当時24歳）は、両腕が驚くほど前側に位置しているため、手の甲は正面どころか、さらに内側まで巻き込まれている、巻き肩を通り越したかのようなこれまで見たことのない姿勢をしていました。あまりにも極端な骨格を不思議に思い、心当たりはないか聞いてみると、「むかし胸の谷間をつくりたくて、その体勢ばかりしていたら、骨格がおかしくなった」とのことでした。

それまで多くの方の骨格を見てきたなかでも、こんな例は初めてでした。

極端な巻き肩、胸部の凹み、ねこ背、ストレートネック、O脚、骨盤の後傾、悪くなったのが骨格だけだったらまだよかったのですが、じつはEさんが当施設に来院された目的は、姿勢改善やプロポーションのことなどではなく、「自律神経の不調」と「パニック障害」を克服したい、とのことだったのです。

初回のカウンセリングで、いつから精神の不安を感じるようになったのか聞いたところ、3年前からとのこと。念のため巻き肩になってしまう姿勢はいつからか聞いてみると、それよりもさらに半年から1年くらい前という答えでした。

それとこれとが、どこまで関係しているのか定かではありませんが、現にその姿勢になってから、よくなっていないことは確かです。むしろどんどん悪化している。

私は何よりもまず、最初に姿勢を改善させることからはじめました。

日常では腕振り体操を行ってもらい、巻き肩解消ウォーク・スタンダードもはじめてもらいました。

Eさんはきちんとウォーキングを実行できるようになると、まずは姿勢が一変しました。すると、表情も、声も、話す内容も、どんどん変わっていきました。

初来院から約半年ほどで、彼女は激変しました。人の視線が気にならなくなった、前向きに考えられるようになった、薬もいらなくなった、再就職も決まった、とトントン拍子で今までの流れが好転していき、それから1年半後に久しぶりに来院されたときには、その転職先で出会った人との結婚の報告も受けました。

そのときのEさんのうれしそうな表情や、目の輝きは今でも忘れられません。目がキラキラするって、マンガだけの話じゃないんだな、と、私自身も自分のことのようにうれしく思ったことをおぼえています。

たったひとつ、姿勢をよくしただけで、こんなにも人生とは巡り合わせや運気の流れが上昇していくものなのか。人を支える「建物」の大切さをつくづく実感した出来事でした。

＊深い呼吸は、「骨格」を変えれば自然にできるようになる

悪い姿勢によって胸が凹むと、ときにはメンタルにも影響が及びます。

先ほど肩を内巻きにしていただきましたが、こんどは逆の外巻きにして、視線を少し上に向けながら、鼻で何度か呼吸をしてみてください。呼吸がラクに感じませんか？

胸を凹ませた状態では、胸骨《きょうこつ》（胸の真ん中にある骨）と肋骨《ろっこつ》に肺が押しつぶされ、

必然的に呼吸が浅くなります。

逆に胸が出っ張ると、肋骨内の空間も物理的に広くなりますから、中にある肺も拡がりやすくなり、自然と、深い呼吸がラクにできるようになります。

普段から巻き肩になっていて、胸部もそれにともなって凹んでいる人は、デスクワークなどでパソコンを操作していると、虫のような息になっていたり、気がつくと呼吸を止めていたりもします。

呼吸が浅くなると体内に取り込める酸素量も不足しますから、ちょっとした山の中腹にでもいるような状態になり、目が乾いたり、頭痛が起きやすくなったり、つい眠くなってしまうなどのプチ酸欠状態が起こります。

酸素が不足すると、筋肉内の血流も悪くなりますから、肩や背中に溜《た》まっている老廃物も排泄《はいせつ》されなくなり、ますます痛みや重だるさが解消できなくなります。

さらに体内の酸素量が不足すると、自律神経やホルモンのバランスも乱れ、精神的な不安や恐怖を感じやすくなり、急に怒りだしたり泣きたくなったりと、感情の起伏も激しくなりがちです。

そもそも姿勢が悪い人は、構造的に肺が圧迫されていますから、普段から自分の呼吸が浅くなっていることに、なかなか気がつきません。

本書の方法で巻き肩を解消し、胸部を自然突出させることで、肺にふくらみやすい環境をつくってあげることが大切です。

意識的に深い呼吸をするのもいいですが、まず深い呼吸ができる容器（骨格）をつくることで、そんなに頑張って意識しなくても、自然にたくさんの酸素が取り込めるからだになれます。

＊自律神経失調症も、巻き肩解消ウォークでよくなった！

40歳を過ぎたころから、頻繁に頭痛やめまい、どうきなどがするようになり、しばらく様子をみていたというＦさん（当時46歳）は、それまでとくに重い病気などはしたことがなく、あるとすれば以前から不眠症だったことと、肩こりが慢性化している程度の健康状態だったそうです。

しかし数年前からは、胸が圧迫されるような息苦しさが毎日続き、不安だったのでいろいろな病院へいってはみたものの、どこの科で受診をしても、どれだけ精密な検査を受けても、からだの構造には「異常ありません」といわれてしまいます。

最後には必ずといっていいほど「ストレスからでしょう」といわれてしまったそうですが、じっさいにここ数年は、どうでもいいような些細《ささい》なことや、ちょっとした出来事にさえも不安を感じるようになり、多少なりともストレスの自覚はあったそうです。

またある病院では「自律神経失調症です」と診断されたそうですが、どこへいっても薬を処方されるだけで、それ以上の方法はないといわれていたそうです。

Fさんが入室されたとき、まず一番最初に目についたのが、その姿勢の悪さです。巻き肩のせいで胸部が大きく凹み、首が肩の線よりずいぶん前に出ています。「まずは一番古いつき合いの肩こりから解消しましょう」ということで、腕振り体操と巻き肩解消ウォーク・スタンダードを実行してもらいました。

私の施術も数回行いましたが、腕振り体操と巻き肩解消ウォークをはじめてから約1か月ほどで、呼吸がラクになった！　との報告を受けました。胸の圧迫感は一番最初に消失したそうです。

そして回を重ねるごとに、肩こり↓どうき↓めまい↓頭痛と、困っていた問題がどんどん改善されていったのを見て、私の目には、症状は単に酸欠が原因だったのではないかと思えました。

ウォーキングをした日には、適度な疲れから毎回グッスリ眠れたそうで、以前からの不眠が解消されたことから、自律神経のバランスも取り戻すことができたのだと思います。

Ｆさんの場合、長時間歩くとストレスが解消されるらしく、ウォーキングから帰ってくると決まって、「なぜあんなことで悩んでいたんだろう？」「最初からそう考えればよかった！」などと、何らかの解決策や答えが見つかって、気持ちも前向きになれたそうです。

ウォーキング開始から約３か月ほどで、肩こりの改善はもちろん数年に及んで脅《おびや》かされ続けた「原因不明の症状」もすっかり感じなくなり、意味もなく不安になって落ち込んだり、人にいわれたことでクヨクヨと悩むことも少なくなった、との報告を受けました。

＊姿勢が変われば人格が変わる理由は背骨にある

お金がないことよりも、家族がいないことよりも、仲間がいないことよりも、仕事を失うことよりも、健康を害してしまうことが、人間は一番不安になるそうです。からだのどこかに痛みや気になっているところがあると、それだけでも本来の調子が出し切れなくなり、通常なら簡単に決められることでさえも、決断できなくなります。

たとえば肩がこっているだけでも、痛みに気が取られれば集中力は続かなくなり、たとえ好きなことをしていても、心から楽しめなくなります。

また人間はフルな健康感が感じられないと、なぜか自分にも自信が持てなくなり、ついマイナスな考え方をしてしまったり、人と接するのがおっくうにもなってしまいます。

そしてこれは痛みだけではなく、姿勢にも同じことがいえます。

何らかの理由により姿勢が悪くなると、健康を害したときと同じように、不安になりやすくなったり、なぜか人との関わり方も躓《つまず》きがちになってしまうのです。

これには理由があります。

姿勢が悪くなることで、背骨がゆがんだり曲がったりしていると、自律神経にも直接的な影響が出てくるからです。

自律神経の働きは、交感神経と副交感神経のふたつに分けられますが、そのなかでも交感神経からの指令ルートは、「交感神経幹《こうかんしんけいかん》」という特殊な場所を通ります。

交感神経幹というのは、内側（脳）と外側（末端）の中継地点になっている場所で、脳からの指令はいったんこの中継センター（自律神経節《じりつしんけいせつ》）に入ってから、それぞれの目的地へと向かいます。

ではその中継センターと背骨には、いったいどんな関係があるのでしょうか？

それは、交感神経幹は背骨の左右に沿って頭の付け根から尾てい骨まで存在し、それぞれの中継センターが背骨の両脇にびっしりとへばり付いています。そうすると**背骨がゆがんだり曲がっている人は、交感神経幹にも無理な引っ張りや圧縮がかかってしまうため、自律神経のバランスも乱れやすくなります。**

また副交感神経からの指令は、背骨の中にある脊髄《せきずい》を通りますから、交感神経と同様にやはり**背骨が曲がったりゆがんだりしている人は、それにともなって副交感神経も働きにくくなります。**

姿勢がよくなることで、交感神経幹や脊髄に無理な引っ張りや圧縮がかからなくなれば、脳から末端への連絡も伝わりやすくなり、自律神経が働きやすくなるのです。

そして自律神経のバランスが整ってくれば、肩こりや頭痛などの痛みの症状も全般的に起きにくくなりますし、からだに痛みや不安がなく体調のいい日が増えれば、メンタルも安定し精神のバランスが整っていきます。

そして精神バランスの安定によって毎日が充実してくれば、当然ですがその人の表情もよくなります。

眼輪筋《がんりんきん》（目のまわりの筋肉）がゆるみ、目に優しさが出てきます。鼻根筋《びこんきん》（眉間に縦ジワをつくる筋肉）がゆるみ、幸運を招きそうなオーラになります。首を前に出すと口角は下がりますが、逆に首が起きれば口角は上がります。

反対に、精神が不安定だと、ネガティブな思考が顔の筋肉を緊張させ、いつも引きつっているような気まずい表情をつくります。また表情筋の血流が低下し、シワやシミ、たるみやくすみなどの老化現象も進行します。

＊あなたの顔は、本当はもっとシャープで魅力的

ストレスを感じているときや、ストレス要因のことを考えているとき、多くの人は眉間にシワを寄せてしまいます。

「眉間にシワを寄せる」ことが日常になると、それを眉間の筋肉（鼻根筋）が形状記憶してしまい、ゆくゆくは普通にリラックスしているときにでも、眉間に縦ジワが出てしまいます。

眉間の筋肉に引っ張りや収縮の力がかかると、おでこ（前頭筋《ぜんとうきん》）や目のまわり（眼

輪筋）など、周囲の筋にまで広く影響が及び、結果として顔面骨や頭がい骨全体にも左右差＝ゆがみがあらわれます。

入眠時に眉間にシワを寄せている人も多いですが、眉間にシワを寄せながら入眠するということは、高い確率で睡眠中にもシワを寄せ続けています。仮に1日6時間寝ているのであれば、毎晩、シワの原因をつくり続けていると考えるとおそろしいですよね。

もちろん美容整形などで眉間に何度ボトックスを注入しても、自分で根本の原因をつくってしまっているのですから、どれだけのお金を注ぎ込んだとしても、結果的には本末転倒です。またケミカル（化学のもの）で強引に自分自身の組織を酷使してしまうと、人間が持つ本来の健康な状態を損なってしまう可能性もあります。

自分自身が日常のなかで、無意識に眉間にシワを寄せていることに気づき、眉間の力を「フッ」と抜くクセをつけなければ、重ねる年齢と共にそのシワの溝もさらに深くなっていきます。つまり眉間のシワから誘発される顔のゆがみを治せるのは、自分自身でしかないということです。

また眉間にシワを寄せて、常に困った表情でいると、美容面や健康状態を損なうだけでなく、不思議とよい流れを遠ざけ、なぜか悪い流ればかりを引き寄せてしまうという、招きたくもないオマケまでもがついてきます。

眉間の力を抜いて、常に穏やかな表情でいると、周囲にもそのような人が集まります。プラスにはプラスのものが引き寄せられますので、周りにはイヤな人がいなくなります。

たとえば人が人と会ったときに、一番最初にするのは何だと思いますか？

もちろん目に見えない部分では脳が働きますが、そのつぎに働くのは表情筋です。まったく無表情の状態から、人と会った瞬間には「元気に見せよう」とか、「驚いた顔をしよう」とか、「時間がないから急いでいる風な顔をしよう」とか、**まず表情筋を使い、相手に自分の意思や状況を伝えるわけです。**

人と会ったときに、「あっ、骨盤の位置はもっと左にしなきゃ！」とか、向こうから友達が来たから「肩甲骨をもっと右にズラさなきゃ！」と考える人はいませんよね。まず表情筋を、自分の理想とする「あるべき表情」にするのです。

もしそのときに、思考で処理しきれていないストレスやメンタルの不調によって、顔の筋肉がこわばり硬くなっていると、表情も硬くなり自分の理想の振る舞いができなくなってしまうのです。

私はこの本で、肩こりや首痛、ねこ背の元凶が「巻き肩」にあること、そしてそれらを効果的に気持ちよく解消する「腕振り体操」をお伝えしていますが、その大きな目的は、読んでくださった方の日常が少しでも快適になり、心地よくなり、幸せになったと思っていただくことです。

ですから、腕振り体操や巻き肩解消ウォークで姿勢を変えながら、できることならネガティブ思考からポジティブ思考に変わってほしい。そう思っているのです。

ネガティブとは逆の思考、つまり……

- 過去はすべて許されるもの
- 過去はすべて必要だったこと
- 短所は受け入れるか無視すればいい
- 平和がいちばん

- 適当でいい
- 白黒ハッキリさせない
- 忙しくしない
- 過労を美徳としない
- こだわり過ぎない
- 完璧を目指さない
- 死ぬこと以外はすべて許容する

……といった考え方です。

でも、はじめから全部そうできている人なんていないと思います。最初は無理やりでもいいですから、あえてポジティブな思考のクセを脳に植え付けていくのです。そうするとその思考に連動して、からだは変わります。

全身の筋肉がゆるんで、顔がこわばらなくなります。表情筋の緊張がとれて、表情が柔らかくなります。顔筋に引っ張りがかからなくなり、顔面骨のゆがみが取れることで顔の水分が排泄されやすくなります。

つまり、むくまない、たるまない、シワができにくい、といったいいことがあり、それがすなわち小顔につながります。

どうでしょう？　プラス思考によりからだがゆるんで、最終的には「小顔と若返りのスパイラル」をふたつ同時に手に入れることもできるのです。

同時に、**心穏やかでハッピーだと、自然と全身の筋肉はゆるんで健康になる。健全な骨格が、健やかな精神状態をもたらす。**

つまり姿勢と思考の両方にアプローチをすることで、なりたいと思う自分、こうありたいと願う未来をつかむことは可能なのです。

＊ストレスはこうして深いほうれい線とたるみに変わる

日常のさまざまなストレスや疲労により、表情筋が常にこわばっていると、それだけでも顔面骨や頭がい骨にゆがみや左右差があらわれます。もう少しそれを説明したいと思います。

顔面・頭がい骨には15種23個（正確には14種22個）の骨があります。

頭がい骨はこれらの骨が時計の歯車のように、かなり複雑な結合をしあい、すべてが噛《か》み合うような形でくっつき合っているので、それらのハマり具合が悪いと、顔面にもゆがみが出てきます。

精神的ストレスなどで表情筋がこわばり固まっていると、顔面骨や頭がい骨にも常に収縮や引っ張りの力がかかり、縫合・接合部（頭や顔の骨と骨のつなぎ目）が一部では接近しすぎたり、別のところでは距離が離れすぎたり、といった「ゆがみ」の現象を引き起こします。

このような状態では、表情筋の中を通っている血液やリンパ液の流れも停滞し、顔の老廃物も排泄されにくくなってしまいます。

結果として、おでこや眉間などの深いシワ・眉毛の高さの違い・下まぶたのたるみ・目の大きさの違い・ほおのでっぱり・口元のたるみ・深いほうれい線・エラが張る・二重あご・ほっぺがふっくらするなどといった、左右非対称（アシンメトリー）の原因にもなってしまうのです。

また悲しい話ですが、なんだかんだいっても世の中は、顔で判断されることがほとんどです。「そんなことはない！　中身さえよければ！」という人も多いですが、そんな自分だって相手のことをまず、顔で判断していませんか？

選挙のときだって写真の顔を見て、性格悪そうだな～、誠実そうだな～、目が頼りないな～、ズルそうな人だな～、と見た目だけでいろいろ判断していませんか？

人間、「初めまして」というときに一番最初に見られるのが顔です。

そのときに心の中でいろいろな判断をされ、その後の印象の大部分がこの瞬間につくられます。そこから次に進めなければ、結局は中身のアピールもできませんよね。

ご存じない方もいるかもしれませんが、**顔面骨のゆがみが改善され、顔のむくみやたるみが解消されれば、からだもやせて見られます。**なぜなら会話においてほとんどの人は、その人の顔しか見ていないからです。

あなたは今日、人にどう見られ、どう思われたでしょうか。

あなたが毎日、何気なく見ている自分の顔は、本当はもっと違うものなのかもしれません。あなたが思っているよりも本来は、もっと各パーツが整っていて、バランスが取れているのかもしれません。

各パーツのバランスの悪さが、じつは姿勢の悪さや背骨のゆがみで起きてしまったものならば、それはあなた自身で元に戻してあげるべきです。

そうすれば本来のあなたが持っている自然な表情や、本当の「自分らしさ」を引き出して、より充実した毎日を送ることができるのです。

第5章

この生活習慣で不調と決別する

＊「肩こりを防ぐためにはあお向け」は本当？

テレビや雑誌などではいまだに、「あお向けで寝ないと首に悪い！」「からだのゆがみの原因にもなる！」といわれていますが、寝入りに関しては別に横向きでもうつぶせでも、何でもかまいません。

なぜなら、**人間が一晩中同じ姿勢で寝ていることはない**からです。

どうせ何度も何度も寝返りを打つわけですから、どんなに寝入りだけを注意しても、ほとんど意味はありません。また睡眠中に関しても、本人は寝てしまっていますから、当然ですが寝ている自分をコントロールすることは不可能です。

一般的には横向きで寝ることは、首や肩を悪くする原因になるといわれていますが、どうせ何度も寝返りを打つのであれば、寝入りに関しては自分がもっとも入眠しやすい寝方でいいのです。

本書でも第1章では、巻き肩を悪化させる原因にもなるので、極力あお向けで寝るようにと指導しましたが、どうしてもそれが苦痛な人は、横向きで寝てもかまいません。

むしろ「あお向け絶対論」に翻弄《ほんろう》され、無理をしてあお向けで寝ようとしてもなかなか寝付けなくて、入眠に時間がかかることのほうがよっぽど害になります。

入眠に時間がかかってしまう焦りから、食いしばりや歯ぎしりを起こすことが、起床時の肩こりや頭痛の原因になるからです。

朝起きたときにあお向けになっていれば、その寝方には問題はないと考えます。

しかし、朝起きたときに横向きであったり、うつぶせだったりする場合、睡眠中もあまりあお向けでは寝られていない可能性があります。その場合には、背骨や骨盤などにゆがみや不具合など、何らかの異状があるのかもしれません。

では横向きで寝たい人が、寝入りのときに少しでもからだのゆがみを取りたければ、右足が短い人は右向き（右下）左足が短い人は左向き（左下）で寝るといいでしょう。

しかしこれは、腰が痛い日には逆にしてください。

腰の痛みが激しい場合は、右足が短い人は左向き（左下）左足が短い人は右向き

（右下）で寝てください。

＊肩がラクになる不思議な「食べ方」がある

よい姿勢や骨格を維持する上で、「食べ方」の占める割合は、意外に大きいことをご存じでしょうか。「食べ方」とは、「噛《か》み方」のことです。

同じ側でばかり噛んでしまうと、

①アゴがズレる→②ズレと反対側に首が傾く→③それにともなって肩も傾く→④骨盤が傾く→⑤足の長さも変わる

と、左右のゆがみが発生します。これを改善するのに、食事を左右均等に正しく噛むこともかなり効果的なのです。

とはいってもほとんどの人は、「片噛み」をしていますから、左右完全な割合で食事をすることは、むずかしいことでしょう。

そこで私が15年ほど前に考案したのが、その名も**「両方同時噛み法」**です。

まず食べ物を口に入れたら、食べながらでよいので、両方のほっぺに食べたものを入れていき、両方の奥歯で同時に噛みます。

この食べ方をすると、確実に左右均等に噛むことができ、普段どちらかで噛むクセがある人、つまり右噛みの人がやっても、左噛みの人がやっても、またすでにアゴがどちらかにズレている人が行っても、顎関節《がくかんせつ》が中心に向かって矯正されていくことが、さまざまなクライアントさんの変化や症例を見て発見できました。

ではなぜ「両方同時噛み法」にすると、アゴはズレないのでしょうか？

それは、片方に入れて噛んだ場合、たとえば左の奥歯で噛んだ場合には、下アゴを横に水平移動させて、奥歯の平らな部分で食べたものを「すり潰し」て食べます。

だから片方でばかり噛んでいると、アゴがどちらかにズレていってしまうのです。

しかしこの噛み方なら、両方に食べ物が入っているため、片噛みほど大きな水平移動で「すり潰し」をすることができなくなります。

縦に直線的な噛み方になるので、咀嚼《そしゃく》（食べること）をする筋肉（咬筋《こうきん》・側頭筋《そくとうきん》）のバランスも矯正され、アゴのズレが整っていきます。

つまり「両方同時噛み法」は、自然矯正であり、食べているだけでアゴが矯正されていく、今までにないまったく新しい食べ方なのです。

食べているだけでアゴのズレがなくなり、首の傾きが解消し、背骨がまっすぐになり、肩も平行になる。骨盤の傾きが改善し、足の長さがそろうというわけです。

*「両方同時噛み法」はゆがみをとって、やせる効果も!

またさらに、この食べ方に変えたことで、なぜか「やせて」しまった方もたくさんいます。**なぜなら奥歯でのすり潰しができなくなると、必然的にたくさん噛むことになるからです。**通常の食べ方よりも食事に時間がかかることで、食べているうちに満腹中枢が刺激され、食欲が抑えられるということでしょう。

また、単純で均等なくりかえし動作や行動は、不安を鎮める脳内物質であるセロトニンの分泌を増やしますので、精神を安定させる効果もあります。

咀嚼も単調なくりかえし動作ですから、「両方同時噛み法」でリズミカルに、たくさん噛むことによって、セロトニンが分泌されやすくなります。

セロトニンというと、セロトニンを不足させない作用のあるＳＳＲＩといった抗うつ剤でも有名ですが、他にも満腹中枢を刺激して食べ過ぎを防止したり、睡眠を誘発するメラトニンという物質の元にもなっています。

セロトニンが不足することで、精神が不安定になったり、うつ病になりやすくなることも考えれば、「たくさん噛む」「リズミカルに噛む」という行為は、太りにくくなるだけでなく、不眠やメンタルの改善にまで作用する、とも考えられそうです。

さらにアゴのズレがなくなれば、内ほおを「ガリッ」と噛んでしまう怖いクセも同時になくなりますし、たくさん噛むことによって、より多くの唾液も分泌されますから、虫歯の予防効果も期待ができます。

また、たくさん噛むことで消化がよくなれば、胃の負担を減らすことができ、胃炎や胃潰瘍の予防などにもつながります。

つまり、「両方同時噛み法」は肩がラクになるだけではない、たくさんの波及効果をもたらす、うれしい食べ方なのです。

＊足は組んでも大丈夫ですよ！

「足を組んで座っていると、肩こりとかにはよくないですか？」という質問を、よく受けます。きっと不安になるんでしょうね。足を組んでいると、からだがゆがんで大変なことになる、と。

ではそもそも、人はなぜ足を組むと思いますか？

骨盤がゆがんでいるから？　足の長さが違うから？　背骨が曲がっているから？

確かにそれもありますが、**人が足を組む理由は「固定願望」です。**

手持ち無沙汰の足バージョンとでもいいますか、長い足が2本フリーな状態にあると、どうも落ち着かないのです。

ですから、組み合わせて1本にすることで、ブラブラしなくなるため安定して落ち着くのです。抱き枕を抱いて寝ると入眠しやすいのと同じ現象です。

他にも、あお向けに寝ていて、つい足を上下に重ねたくなるのも同様の理由からです。

また腕組みをしたり、テーブルの上で手を組み合わせたり、ポケットに手を突っ込むのも同じ理由からで、不安定な関節を安定させるための固定願望が、つい足を組みたくなってしまう本当の理由です。

「足を組んでると骨盤とかボロボロになって、からだがメチャメチャになる！」と脅す専門家もいるようですが、私の考えでは、日常生活でふと組む程度であれば、足は組んでもかまいません。長時間その状態でいなければ、これといって問題は起きません。むしろ「絶対に足は組まない！」とガマンして耐えているほうが、よっぽど精神的なストレスでしょうから。

いつも同じ側ばかりを上にして組む人も多いですが、イスに座っているときは、基本的には先にご紹介した「足前後で座りまショー」で座りますが、それでも時間の経過とともに**どうしても足を組みたくなったら、得意なほうで３分の１、不得意なほうで３分の２くらいの割合を心がけて組めばいいでしょう。**

そうすれば肩こりや腰痛などへの影響も、そんなに心配するほど大きなものにはなりません。

＊からだを動かせば、ストレスを感じにくい体質に変わる

原因のわからない痛みや症状で悩んでいる方が、いろいろな病院へいき、さまざまな検査（レントゲン・ＭＲＩ・エコー・ＣＴなど）をしても、「あなたのからだに医学的な異常はありません」といわれます。

私のクライアントさんのなかにも、「24時間３６５日肩がこっている」という人がまれにいます。

からだは長期にわたって強いストレスを受け続けると、神経が異常なまでに過敏になり、痛みや不具合をより強く感じるようになります。

いったいなぜそんなことが起きるのか。それは猿人のころからある、古いほうの記憶によるものです。

まだ言葉もない、現在の動物たちともさほど変わらない生活だったころの人間にとって、ストレスとなる対象は、ライオンや毒蛇など自分の生命を脅《おびや》かす動物です。

それらが近づいてきたときに、敏感に察知・回避できるよう、感覚神経（何かに触れた・痛いなど）を過敏に設定します。昔の人間にとってのストレスとは、精神的にどうとか、将来の不安などではなく、ストレスイコール「生命の危機」でした。

しかし現代は違います。他の動物に食べられてしまう恐怖や不安を感じることはほとんどありません。

いま現在の我々にとって、ストレスの対象となるものは、同じ人間です。現代人のストレスの対象は、人間だけといっても過言ではありません。

ものいわぬ家の壁に対して、強いストレスを感じることはありませんよね？　道端の電信柱に対して、「この電信柱に嫌われてしまったらどうしよう……」と心配する人もいませんよね。

つまり、対人関係において強いストレスを感じたときに、昔でいうマンモスや虎などとの遭遇に似た生命の危機を感じます。

では現代人が生命の危機、つまり対人ストレスを感じると、からだではどんなことが起きるのでしょうか？

まず自分の状況はいま、平穏・平常ではないと脳が判断するため、ちょっとした外部からの刺激や攻撃にも気がつくように、神経を過敏に設定します。

その「設定」をすぐに正常値に戻せればいいのですが、その問題が思いのほか長期間続いたり、強烈なものだったりすると、神経が異常なまでに過敏なままになり、本当は何も異常がないのに、からだにはどこにも問題がないのに、激しい肩こりや背中の痛みなどを感じるようになってしまいます。

これが、精神的なストレスが引き金になって肉体的な症状が出てくる理屈です。


しかし誰しも生きているかぎり、最後まで悩みや問題が尽きることはありません。解決しにくい悩みやストレスが引き金になる痛みや不調を、「問題の解決」のみでなくしていこうとするのは、不可能に近いかもしれません。


だからこそ、私がご提案したいのが、からだを動かすこと。

ご紹介した腕振り体操を行い、また、巻き肩解消ウォークで少しでもからだを動かしながら、痛みや不具合を「感じにくい体質」に変えていくことが、ストレスによる症状で苦しむ人には、とても大切だと思うのです。

＊おばあちゃんのヒザ痛が、天気予報より正確なのにはワケがある

すべての血管は自律神経によって支配されています。

たとえばそこが肩であっても背中であっても、肺であっても、肛門であっても、脳であっても、基本的にはそれぞれの場所に適切な量の血液を送っています。

なぜなら人間の血液量は体重の約13分の１と一定に限られているため（体重60キログラムの人で約４・５リットル＝一升瓶約２本半）、それぞれの状況を正確に把握し、全身の血管を拡げたり縮めたりして、各所の血流を調整する必要があるからです。

たった20年前と比較してみても、明らかに猛暑が増えたり、熱帯性のゲリラ豪雨や雨量の多い長雨が、日本には数多く発生するようになりました。

気圧が低いということは、空気が上に昇っている状態ですから、地上の酸素もほんのわずかですが薄くなります。自律神経は呼吸によって酸素の量が少ないことを察知

すると、血管を拡張しより多くの酸素を取り込む工夫をします。

低気圧になると自律神経は、活発・活動系の交感神経ではなく、休息・安静系の副交感神経に入るのが正常です。

天気の悪い日が多いと、だるさが続いたりやる気が起きなくなるのはそのせいです。あたりまえのような話ですが、**天気がいいと元気が出て、天気が悪いと元気が出ないのは、自律神経のしくみから見ても正常なことなのです。**


低気圧が近づいてくると、関節が痛くなる、過去の手術跡がうずく、肩こりや頭痛などがはじまるといった、いわゆる「気象病」を訴える人の来院が多くなります。

他にも呼吸が苦しくなったり、1日を通して憂鬱さを感じてしまうなど、メンタルのほうに影響が出てしまう方も数多くいます。

この気象病に関しては、いまだに原因は不明とされながらも、一部では、発生の根源は自律神経の失調であることが報告されています。またこれらの症状は、低気圧のど真ん中ではなく、気圧が急激に下がる「接近時」に発生しやすい傾向があるようです。

とくに最近のような、熱帯性のゲリラ豪雨や急激な気圧の変化に、日本人はあまり慣れていません。ここ5〜6年で自律神経の不調を訴える人が増えたのも、そういった気候の変化も関係しているのかもしれません。

自律神経が乱れることによっても、血管が収縮し血流が悪くなります。

気候によって自律神経の働きに影響が出てしまうことを知っておくだけでも、体調の悪さを必要以上にメンタルの落ち込みなどに結びつけることなく、毎日を過ごすことができるかもしれません。

肩こりや背中の痛みと完全に「決別」するためには、これも無視できない対策のひとつだと思います。

＊あなたはいま「右回り」に生きているか？「左回り」か？

ゆがみ、左右差について、私たちはつい「ゆがみはあってはならないもの」「左右差はなくさなくてはならないもの」としてとらえます。本書でも、からだを健やかに保つために、ゆがみを取ること、左右のバランスを整えること、そのためのいくつかのメソッドもお伝えしました。

しかし、そもそも人間のからだの中に備わるもの自体は左右対称ではありません。心臓はやや左寄りに、肝臓は右側に大きく、肺は両方にありますが、左が2つに対して右には3つ、腎臓は右のほうが少し下の位置にあったりもしています。

また、地球に生きる我々は、自転の影響を受けて生きています。さらには太陽の力によって、公転の影響も受けます。当然、太陽も宇宙のさらなる大きな何かに影響を受けているのです。

人間は「左回り」が心地よいということを聞いたことはありませんか？

陸上競技でも野球のホームでも盆踊りでも、他にメリーゴーラウンド、らせん階段、スケートやハンマー投げの回転など、人間が関わるものには左回りが多いそうです。

また自然界でも北半球では台風は左回り、地球の自転も公転も左回りです。

しかし、人間は受精した瞬間から「右回り」に回転するそうです。学者たちの間ではそれを生命のダンスと呼んでいるらしく、そこから人間は右回りで生命を消費していく、つまり死に近づいていくそうです。そういえば時計も右回りですよね。

進む、年をとる、未来へ向かう方向が右回りということは、過去へ戻る方向は左回りということなのでしょうか。左回りを意識して生活をしていれば寿命は延びるのでしょうか。若返るのでしょうか。時間は戻せるのでしょうか。楽しい仮説がたくさん頭に浮かびます。

先ほど気圧による心身の変化についてお伝えしましたが、**高気圧は右回りで、交感神経優位に働くため活発、活動、進化をうながします。一方の低気圧は左回りで、副交感神経優位に働き、休息・安静を私たちにうながします。**

右回りからは、誕生・成長・未来、といった、積極的なイメージを、左回りからは、宇宙、必然・法則、といった、絶対的なものを感じます。

この右回り・左回りの図式を、先述した、人間がもともと持っている左右非対称という傾向に照らし合わせて考えると、ゆがみは本来発生しうるものだから、「左回り」の作用といえそうです。反対に、それを改善しようと「活動的に」「努力」するのが、右回りの作用といえるような気がします。

心地いいから、そのまま放置することで、ゆがみが大きくなった場合を考えるとわかりやすいと思いますが、ゆがみとは、どれだけ気をつけていても発生してしまう「左回り」の、人間にとって自然ともいえることなのです。

とはいえ、私が18年間で4万人のからだを見てきた統計では、からだでも顔でもゆがみの激しい人は、体調不良や内臓の病気など、不調が多く、メンタル面でも弱いというのが事実です。

地球や宇宙からの影響を強く受けすぎる人は、健康やメンタル面においても障害が出やすいのかもしれません。逆にそれらの影響をあまり受けない人は基本強いというか、病的要素やメンタルが不安定にもなりにくい傾向にあります。

だから、からだを整え、心身ともに健やかになることをゴールにしている私からの提案は、からだのゆがみはそもそも発生するものと、開き直ってとらえると同時に、楽しく自分に合った、心地よい方法でそれを改善していくことをおすすめしたいということ。

そのためのツールとして、シンプルで簡単な、「腕振り体操」と「巻き肩解消ウォーク」をこの本ではご紹介してまいりました。

このメソッドも含めて、できることなら、「頑張れるときには頑張りましょ」と私はお伝えしたいのです。やっぱり努力することはいいことですから。

でも、どうしてもできないときには、迷わずサボりましょ（笑）。サボることは、人生のスパイスです。スパイスだけでは食べられませんが、スパイスのない料理って、味気なくて、退屈ですよね？

自分がいま、右回りに生きているのか、左回りで休息を求めているのか。その変化を見ながら自分自身と向き合うことは、健康で幸せな毎日への一歩だと、私は思うのです。

あとがき

最後までお読みいただいて、ありがとうございました。

肩こりをはじめ、首痛といった不調やねこ背に代表される不良姿勢、それらの元凶である「巻き肩」とさよならしていただくための方法として、「手のひらの向きを変える」という極めてシンプルなメソッドを、この本ではお伝えしてきました。

その場で腕を振るなら1分でＯＫ。

普段の歩き方を変えるだけの「巻き肩解消ウォーク」なら10分。

ご自身のペースで実践いただき、巻き肩を解消、さらに全身のゆがみを改善して、心地よさやすがすがしさを実感していただけたら幸いです。

この本でお伝えしたメソッドは、あなた自身の暮らしのなかのシチュエーションに合わせて、さまざまにチョイスし、組み合わせていただきたいと思っています。

読んで終わり、ではなく、日々活用していただくことをイメージしながら書きました。

この本を機に、肩こりとの完全な「決別」を実現していただければ、整体家としてこれ以上の喜びはありません。

宮腰 圭

参考文献

・『構造医学解析（Ⅰ）』吉田勧持／エンタプライズ
・『カイロプラクティック総覧』Scott Haldeman（監訳：竹谷内宏明・本間三郎）／エンタプライズ
・『ネッター解剖学アトラス』Netter. Frank H.（訳：相磯貞和）／南江堂
・『カパンディ関節の生理学（Ⅲ）』I.A.Kapandji／医歯薬出版
・『図解 四肢と脊椎の診かた』Stanley Hoppenfeld（監訳：野島元雄）／医歯薬出版
・『脳からストレスを消す技術』有田秀穂／サンマーク出版
・『左回り健康法則』亀田修・監修：山根悟／ベストセラーズ

宮腰 圭（みやこし・けい）

整体家。「骨と筋」代表。「アカデミー骨と筋」主宰。これまで4万人以上の悩みを解決してきた人気整体師。地方や海外からわざわざ訪れる人も多いため、通院できないクライアントのためにセルフメソッドを多数開発。300種類近くもの体操を考案、その圧倒的数の多さから「セルフメソッドの発明王」と呼ばれている。開業当初から著名人の来院も多く、第一線で活躍する各界の実力者からも支持を得ている。1969年秋田県生まれ。50年代のアメリカに憧れ、テネシー州メンフィスでバンド活動に励んだのち、30歳のときに音楽で生計を立てる道を断念。一転カイロプラクティックの道を志し、日本カイロプラクティックカレッジに入学。2001年より米国政府公認ドクター中島旻保D.C.のセンターに勤める。2006年より中目黒にて開業し、2010年にはスクールを開校。著書に『腰痛が4週間で解消！「大腰筋」を強くする』（サンマーク出版）、『1回30秒！座ったままやせる！足ぶみ下腹ダイエット』（池田書店）などがある。

骨と筋　http://www.pelvickm.com
アカデミー骨と筋　http://www.pelvickm.com/01

※本書は2015年9月に刊行した『1日10分歩き方を変えるだけでしつこい肩こりが消える本』（サンマーク出版）を再編集し、改題したものです。

肩こり、首痛、ねこ背が2週間で解消！
「巻き肩」を治す

2019年2月20日　初版印刷
2019年3月 1 日　初版発行

著　者　宮腰 圭
発行人　植木宣隆
発行所　株式会社 サンマーク出版
東京都新宿区高田馬場2-16-11
（電）03-5272-3166
印　刷　株式会社暁印刷
製　本　株式会社村上製本所

定価はカバー、帯に表示してあります。落丁、乱丁本はお取り替えいたします。

ISBN978-4-7631-3747-0　C0075
ホームページ　https://www.sunmark.co.jp